50 이후,
건강을 결정하는
7가지 습관

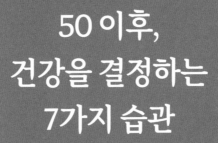

50 이후,
건강을 결정하는
7가지 습관

프랭크 리프먼·대니엘 클라로 지음

안진이 옮김

더퀘스트

의사로 일하면서 이런 사람들을 자주 만난다. 40대나 50대인데 몸이 말을 듣지 않는다고 이야기하는 환자들. 체중이 부쩍 늘고, 피로를 느끼고, 이런저런 통증에 시달리고, 전체적으로 건강이 나빠지고 있는 사람들. 이들은 점점 자주 병에 걸리고, 바이러스에 노출되기만 하면 감염되고, 회복도 오래 걸린다.

환자들은 이런 것들이 '나이가 들어서' 당연히 생기는 증상이라고 가정하고 나를 찾아온다. 그럴 때 나는 환자들에게 다음과 같이 이야기한다. "머리가 잘 안 돌아가고, 몸이 부어 있고, 늘 몸이 좋지 않다고 느껴지는 증상들은 나이 들면 당연히 찾아오는 것이 절대 아닙니다. 그런 증상들은 조치를 취하라는 신호입니다. 당장 생활방식을 바꿔야 합니다." 대개의 경우 내 조언을 받아들여 생활방식을 개선한 환자들에게는 즉각적인 효과가 나타난다.

나는 30년 넘게 뉴욕시에서 개인병원을 운영하면서 동양의학과 서양의학을 접목해서 진료를 했다. 그러나 수십 년 동안 환자들에게 조언을 해온 나에게도 50대 중반에 각성의 계기가 찾아왔다. 나의 경우 몇 가지 습관(한때는 건강에 좋다고 생각했던 습관들)을 바꿨더니 금세 좋은 결과를 얻었다. 요즘에는 사람들이 나를 10~20년쯤 젊은 다른 사람으로 착각하기도 한다.

효과가 좋은 처방 중에는 동양의학의 원리를 응용한 것이 많다. 과거의 문명들은 인간의 생리현상을, 그리고 나이 들어서도 활력과 기운을 유지하는 방법을 비교적 정확하게 파악하고 있었다. 면역력을 키워서 중년과 노년을 잘 보내자는 나의 조언은 전통적인 지혜에 뿌리를 두고 있으며 현대과학이 이를 뒷받침한다.

그리고 지금은 이런 지혜가 더욱 중요하다. 신종 바이러스들이 출현하고 있는 오늘날 우리는 면역력과 전반적인 웰니스wellness(정신적·신체적·사회적 건강이 조화를 이루는 이상적인 상태–옮긴이)를 우선으로 생각해야 한다. 나이 든다고 반드시 병에 취약해지지는 않는다. 몸이 약해지는 느낌은 당신에게 지금보다 더 건강하게 생활하라고 경고하는 알람 소리일 수 있다.

　건강과 면역력을 저절로 키워주는 마법의 알약은 없다. 하지만 당신의 면역체계와 신체의 모든 시스템을 튼튼하게 만들어주는 생활방식은 분명히 있다. 나는 당신에게 그 생활방식을 가르쳐주고 싶어서 대니엘 클래로Danielle Claro와 힘을 합쳐 이 책을 쓰기로 했다. 내가 40대, 50대, 60대, 그리고 60대 이상인 환자들에게 수없이 처방해서 효과를 봤던 전략들을 자세히 소개하려고 한다. 이 책은 직설적인 안내서이자 최적의 몸 상태를 위한 청사진이다.

　내가 환자들에게 가르쳐주는 모든 것이 이 책에 담겨 있다. 그리고 이 책은 이른바 '노화 증상'이라고 불리는 것을 피해가는 방법도 알려준다. 적정 체중에 도달하기, 튼튼하고 민첩하게 생활하기, 숙면 취하기, 삶을 더 즐기기. 이런 것들은 모두 면역회복력immune resilience을 높여준다. 60세인 사람이 이런 처방을 받고 생활방식을 바꾼 뒤 그가 45세였을 때보다 더 젊어 보이고 스스로도 젊다고 느끼는 사례는 많다.

당신이 날마다 하는 일상적인 선택은 당신의 전반적인 건강과 신체의 자기보호 능력에 굉장한 영향을 끼친다. 중년 이후의 건강 수칙을 배워보자. 기쁜 마음으로 말하건대 당신에게 필요한 비결은 모두 이 책에 있다.

프랭크 리프먼 M.D.

① 기본 원칙 | 오늘 당장 바꿔야 할 것들

② 간단한 변화 | 근본적이면서 쉬운 시도

③ 어떻게 먹을까 │ 음식의 질과 영양

⑥ 날마다 하는 일 │ 생활방식에 숨은 비밀

⑦ 내면의 건강 │ 최적의 마음에서 오는 것들

지금까지 들은 이야기는 잊어라

직장에서 어떤 사람이 50세 정도라고 생각했는데 알고 보니 70대였던 적이 있지 않은가? 요가 강좌에서 만난 여성이 40대로 보였는데 어느 날 30세 자녀를 데려와 당신에게 소개한 적은? 이 책은 당신도 그런 사람들처럼 되도록 도우려고 한다. 나이 들어도 정말 좋아 보이는 사람들. 나이 들어도 아름답고, 건강하고, 활력 있고, 행복하고, 섹시하고, 민첩하고, 튼튼한 사람들. 그런 사람들의 건강 습관을 당신도 몸에 익히도록 도우려는 것이다. 나이를 잘 먹는다는 것은 단순한 운이 아니고, 복권처럼 임의로 주어지는 혜택도 아니다. 그것은 일상생활 속에서 구체적인 선택의 결과물로서, 누구나 의욕을 가지고 꾸준히 실천하면 가질 수 있다.

어떻게 나이 드는가는 당신이 지금 어떤 선택을 하는지에 달려 있다. 지금 무엇을 먹고 얼마나 활발하게 움직이는가가 중요하다. 설명하자면 길어지겠지만 다음과 같이 단순하게 표현할 수 있다. 당신이 몸과 마음에 무엇을 집어넣느냐가 신체 전반에 영향을 끼치고 신체의 기능과 회복력을 결정한다.

나이듦에 잘 대처하지 못하고 있는 사람들에게도 답은 있다. 그 경우 일상생활에 어떤 것을 더하고(특정한 행동·음식·영양제), 어떤 것은 빼야 한다(특정한 행동·음식·영양제. 더할 것과 뺄 것의 범주는 동일하지만 구체적인 내용은 다르다). 몸은 복잡한 기계다. 나이가 들어도 몸이 계속 아름다운 소리를 내도록 하려면 계획이 필요하다. 당신의 몸에 어떤 일이 닥치더라도 몸이 그것을 이겨낼 수 있도록 준비시켜야 한다.

최적의 나이듦이란 그저 오래 사는 것을 의미하지 않는다. 최적의 나이듦이란 행복하고 활기차며 앞으로 수십 년 동안 정말 좋아하는 일들을 할 수 있는 것을 의미한다. 그러려면 건강에 섬세하게 주의를 기울이고, 자신의 웰니스 코치 역할을 하고, 그때그때 자신에게 필요한 것들을 인식해야 한다. 또한 변화에 적절히 반응하고, 부상을 예방하며, 회복력을 키우고, 새로운 접근과 새로운 행동에 열려 있어야 한다.

40대에서 50대 사이에 당신의 몸은 자연스럽게 이미 가지고 있는 것을 보호하는 태세('관리' 태세)로 자연스럽게 전환하기 시작한다. 당신의 몸은 더 이상 성장하거나 생신하지 않기 때문이다. 호르몬은 변화하며, 세포의 기능도 효율성이 떨어진다. 그래도 당신은 여전히 잘 살아간다.

만약 몸이 아프거나 피곤하고, 체중이 증가하고, 잠을 잘 못 잔다면 주의를 기울여라. 이런 증상들은 경고일 가능성이 있다. 당신의 몸에서 아직 쌩쌩할 때 정신을 똑바로 차리라는 신호를 보내는 것이다.

이것은 실제 상황이다. 나이가 들어도 건강이 유지되기를 바란다면, 자신이 몸을 다루는 방식에 무신경해서는 안 된다. 무신경하게 계속 살다가는 어느 순간 신체 기관들과 시스템이 제 기능을 발휘하지 못하기 시작한다. 그러면 날마다 육체적 피로를 느끼고 시간이 갈수록 면역력이 떨어진다. 우리 사회는 이런 증상들을 나이 들면 당연히 나타나는 것으로 여기지만, 올바른 선택을 한다면 일부 증상은 크게 개선할 수 있고 심지어 어떤 증상은 아예 없앨 수도 있다.

당신에게는 상황을 바꿀 힘이 있다. 어떤 사람들은 집안 어른들이 노년에 이러저러했기 때문에 자신도 나이 들면 똑같이 될 거라고 걱정한다. 그러나 '나쁜 유전자'가 우리의 운명을 결정한다는 통념은 크게 과장된 것이다. 유전체검사genome test를 받아보면 새로운 사실을 많이 알게 된다. 그러나 이런 정보는 이야기의 시작일 뿐이다. 우리가 어떤 생활방식을 선택하느냐에 따라 특정한 유전자가 발현되느냐 발현되지 않느냐에 지대한 영향을 끼치기 때문이다. 일란성 쌍둥이에 관한 연구들도 이 점을 입증한다. 여러 면에서 우리가 어떻게 나이 드느냐는 자기 자신에게 달려 있다.

시작하기에 너무 늦은 때란 없다

절망하지 마라. 변화가 너무 늦었다는 생각에 매달리지도 마라. 새로운 습관을 들이면서 변화를 기다리는 일은 언제 해도 좋다는 연구 결과가 수두룩하다. 나이가 몇이든, 지금까지 건강이 어땠든 간에 습관을 바꾸면 변화는 찾아온다. 시작하기에 딱 좋은 날은 오늘이다. 일단 시작하고 나면 생각보다 빨리 긍정적인 효과를 느낄 것이다.

튼튼한 면역체계 만들기

언제 어떻게 음식을 먹고 잠을 얼마나 자며 어떤 운동을 할 것인가에 관한 이 책의 조언은 모두 면역회복력을 키우기 위한 것이다. 우리 몸의 면역세포는 매날 교체된다. 면역세포가 얼마나 기능을 잘 수행하느냐는 우리가 몸을 얼마나 잘 보살피는가에 대한 직접적인 반응이다. 물론 나이가 들면 면역세포 기능을 일부 상실하기도 한다. 하지만 어떤 나이가 되면 면역력이 약해진다는 것은 틀린 말이다. 날마다 운동하고 인생을 넓게 바라보면 면역력이 튼튼하게 유지된다는 것이 이 책의 주장이다.

자기관리를 잘할 때 벌어지는 일들 중 가장 중요한 것은 면역체계의 자체정화 메커니즘인 '자가포식autophagy'이다. 자가포식은 날마다 이뤄진다. 자가포식이란 세포 내의 효소들이 노폐물을 스스로 먹어치우는 현상이다. 다시 말하면 우리 몸의 세포가 자기 자신의 파편을 청소하는 것이다. 자가포식이 제때에 활발하게 이뤄진다면 당신의 몸은 쉽고 빠르게 회복한다. 이 책에 담긴 모든 조언의 목표는 자가포식을 촉진하고 면역체계가 가장 잘 작동하도록 하는 것이다.

장수 유전자를 깨워라

최근 들어 연구자들은 20여 종의 유전자에 '장수 유전자 longevity gene'라는 별명을 붙였다. 장수 유전자들은 수명을 연장시키고 건강하게 살도록 해준다고 알려져 있다. AMPK 시르투인sirtuin과 mTOR 시르투인이라는 이름은 당신도 들어봤을지 모른다.

대개 장수 유전자들의 경로는 생활습관에 따라 정해진다. 우리가 어떤 음식을 언제 얼마나 먹느냐, 몸을 어떻게 움직이느냐, 평화로운 잠을 얼마나 자느냐, 그리고 스트레스를 얼마나 잘 견디느냐가 중요하다. 건강한 생활습관으로 장수 유전자들의 경로를 조절하면 수명은 연장되고 '건강 수명health span'(평생 동안 활력 있게 사는 기간-옮긴이)도 늘어날 수 있다. 이 책에서 다루는 내용의 핵심이 바로 이것이다.

작은 '스트레스'는 우리를 단련시킨다

장수 유전자를 잘 보살피는 일과 건강하게 나이 드는 일 모두와 관련된 개념이 호르메시스hormesis다. 호르메시스란 작고 건강에 좋은 스트레스에 대한 신체의 반응이다. 작고 건강에 좋은 스트레스란 짧은 기간 단식을 한다거나 높지는 않지만 가파른 언덕을 올라가는 상황을 가리킨다. 이렇게 작은 스트레스 또는 짧은 고난은 신체에 해를 입히지 않으면서 노화에 대한 신체의 방어력을 자극한다. 앞으로 우리는 호르메시스에 관해 많이 이야기할 것이다. 우리가 하는 조언의 상당 부분은 호르메시스라는 쉬운 개념에 입각한 것이다.

호르메시스를 알면 자기관리에 관해 새롭게 생각해보게 된다. 지금부터 당신은 음식, 운동, 기운과 관련된 작은 스트레스를 찾아다녀야 한다. 작은 스트레스에 부딪치는 것은 즐기듯이 그리고 주도적으로 웰니스에 다가가는 길이며, 추운 날 아침 개를 산책시키려고 바깥으로 나가는 것과 같은 의무적인 일들을 긍정적으로 바라보는 좋은 방법이기도 하다.

자연이 주는 단서를 활용하라

우리의 몸은 영리하다. 우리의 몸은 낮과 밤, 계절의 변화와 같은 자연의 커다란 주기와 연동되는 경향이 있다. 우리의 모든 신체 기관에는 리듬이 있다. 당신이 생체시계에 맞춰서 움직인다면, 다시 말해 당신의 몸이 먹고 자고 움직이기에 최적인 상태일 때 먹고 자고 운동한다면 시스템은 효율적으로 작동한다. 만약 당신이 생체시계를 거스른다면 당신의 몸은 억지로 효율을 높여야 하므로 중요한 일들을 처리할 때 필요한 에너지를 빼앗긴다. 그것은 마치 물살과 같은 방향으로 헤엄칠 때와 물살을 거슬러 헤엄칠 때의 차이와도 같다. 이 책은 '물살'을 잘 이용하라고 주장한다. 당신이 이미 가지고 있는 것, 곧 당신의 몸에 태생적으로 만들어져 있는 건강한 생활 리듬을 활용하라. 그러면 건강하게 나이 들기가 한결 쉬워진다.

미토콘드리아와 텔로미어

이 책 곳곳에 등장하는 노화의 메커니즘으로 미토콘드리아의 기능과 텔로미어telomere(인간의 노화와 생명을 결정하는 염색체-옮긴이)의 길이가 있다. 당신도 알고 있겠지만 미토콘드리아는 세포에 에너지를 공급하는 '발전소'에 해당한다. 앞에서 언급한 인체의 자체정화 시스템인 자가포식은 미토콘드리아를 더 튼튼하게 해준다. 그리고 미토콘드리아가 튼튼할 때 우리는 더 건강하고 아름다워진다. 건강하게 나이 들기 위해 미토콘드리아가 얼마나 중요한가를 밝히는 연구는 지금도 활발히 진행 중이다.

텔로미어는 DNA 가닥의 끝부분에 씌워진 마개와도 같다. 운동화 끈의 맨 끝에 달린 작은 부속을 생각하면 이해가 쉬울 것이다. 최근 하버드대학교의 한 연구는 노화의 영향을 이해하고 조절하는 데 텔로미어가 매우 중요한 역할을 한다는 점에 주목했다. 텔로미어가 길고 튼튼하다는 것은 젊고 건강하다는 증거다. 나쁜 습관은 텔로미어의 길이를 단축시킨다. 이 책에서 알려주는 생활방식은 텔로미어를 최대한 길고 튼튼하게 유지하도록 설계되었다.

과학은 중요한 것이지만, 실생활에서 과학은 날마다 간단한 선택을 하는 것이다. 과학에 근거한 선택은 면역회복력을 키워주고, 아주 근사하게 나이 들도록 도와준다. 이 책은 좋은 습관을 알려주고 당신이 그 습관을 들이도록 도울 것이다. 좋은 습관이 몸에 배면 세포의 자가포식이 날마다 잘 진행되고, 미토콘드리아의 효율이 높아지고, 텔로미어가 길고 튼튼하게 유지되며, 염증이 최소화되고, 면역 회복력이 길러진다. 그뿐만이 아니다. 이 시스템들이 잘 돌아가면 다른 기관들도 잘 작동한다.

변화가 늘 쉬운 것은 아니다. 하지만 좋은 습관에는 모멘텀이 있다. 좋은 습관 하나가 정착되면 다른 좋은 습관을 들이기가 조금 더 쉬워지고, 그다음 습관은 한결 쉬워진다. 그러면 머지않아 당신은 그 습관들에 대해 생각할 필요도 없이 반사적으로 건강에 이로운 선택을 할 것이다. 그리하여 자신의 몸을 제대로 지탱하고, 몸의 기능을 최적화하고, 모든 시스템은 잘 작동한다. 그러면 당신은 건강하고 보기 좋게 나이 들고 있는 것이다.

우리와 함께하자. 당신이 그 지점에 도달할 때까지 우리가 돕겠다. 나중에 당신의 몸이 얼마나 가뿐해질지 지금은 상상이 가지 않을 것이다.

1

기본
원칙

오늘 당장
바꿔야 할 것들

면역력과 활력을 높이고
건강하게 나이 들기

소식은 기본 중의 기본이다

건강하게 나이 들기 위한 가장 중요한 원칙은 무조건 적게 먹는 것이다. 45세 정도가 되면 우리 몸은 예전만큼 많은 칼로리를 필요로 하지 않는다. 우리 몸은 이제 새로운 것을 만들어내지 않고, 지금 가지고 있는 것을 보호하고 보존할 뿐이어서 연료가 적게 필요하다.

최근에는 칼로리 섭취량을 30퍼센트 줄인 사람들이 더 오래 살고 노년기에 질병에 걸리지 않았다는 연구 결과가 나왔다. 이 연구에서는 실험 참가자들이 어떤 음식을 먹는지를 전혀 고려하지 않고 오직 먹는 양만 계산했다. 단 하나의 변화만으로도, 그러니까 소식을 하고 5년 단위로 식사량을 조금씩 줄이기만 해도 확실한 결과를 얻을 수 있다는 것이다.

음식을 적게 소비하면 몸 안의 기관들에 부담이 덜 간다. 소식을 하면 몸이 처리할 일이 줄어들고 버려야 할 폐기물도 적어진다. 몸의 일거리가 줄어들면 남은 에너지를 신체 전반의 기능을 수행하는 데 사용할 수 있다.

소식하라는 것은 어려운 요구라는 생각도 든다. 인생에서 가장 행복한 순간들에는 늘 음식이 중심에 놓인다. 가족, 친구들과 식탁에 둘러앉는 시간은 정말 소중하다. 그리고 공동체, 사랑, 공유, 연결과 같은 것들은 건강하게 나이 드는 데도 꼭 필요하다. 다만 그 식탁 위에 무엇을 올릴지를 현명하게 결정하고, 당신이 바꿔야 하는 습관들에 신경을 써라. 혹시 특정한 친구들을 만날 때마다 과식을 하는가? 아니면 직계가족과 함께할 때라든가 술을 마실 때는 어떤가? 당신이 누군가에게 음식을 먹일 때는 어떻게 하고 있는가? 자녀 양육에서 음식은 중요한 자리를 차지하지만, 아이들이 자랄수록 하루 세 끼의 식사 외에도 중요한 일이 많아진다. 어쩌면 당신은 일정한 시각에 무조건 식사를 하지 않아도 되고 자신의 필요에 맞춰(그리고 나이에 맞춰) 생활할 여건을 갖춘 사람인지도 모른다.

당연한 말이지만 칼로리를 줄이는 효과적인 방법 중 하

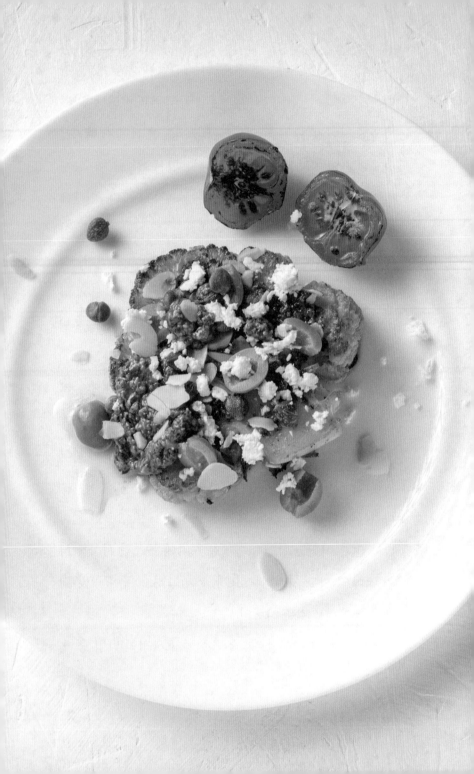

나는 탄수화물과 정제 탄수화물을 줄이는 것이다. 빵, 파스타, 밥과 같은 흰색 음식들(콜리플라워는 여기에 포함되지 않는다)은 기본적으로 영양소가 적을 뿐만 아니라 몸에 해로울 수도 있다. 대부분의 사람은 나이가 들면 탄수화물을 잘 소화하지 못한다. 그래서 고령층의 당뇨 발병률이 높은 것이다(탄수화물은 몸 안에 들어오면 당으로 바뀐다). 심각한 문제가 아닐 수 없다. 미국에서는 성인 1억 명 이상이 당뇨 또는 전당뇨prediabetes를 앓고 있다. 당뇨 위험을 낮추려면 영양가 없는 탄수화물 음식을 줄이고 영양이 풍부한 음식을 먹어야 한다. 참고로 이 책에서 이야기하는 당뇨병은 자가면역질환인 제1형 당뇨병이 아니라 잘못된 생활습관 때문에 발생하는 제2형 당뇨병을 의미한다.

물론 음식은 복잡하기도 하다. 사실 배가 고프다는 느낌은 다른 어떤 것이 필요하다는 신호일 수도 있다. 재미있는 일, 애정, 운동, 신선한 공기, 잠, 아니면 그냥 물이 필요한 것인지도 모른다. 소식이란 당신의 몸에 민감하게 주의를 기울이면서 습관적인 행동(집에 들어가자마자 정말 배가 고픈 것인지 생각해보지도 않고 부엌으로 달려간다)을 경계하는 것이다.

먼저 배가 80퍼센트 정도 찰 때까지만 먹는다는 단순한 규칙을 지켜보라. 공복을 채우는 것과 바지 단추를 풀어야 겠다고 느낄 만큼 배부르게 먹는 것은 다르다. 이것 하나 만 지켜도 삶이 달라진다.

저녁부터 아침까지, 16시간 단식

짧은 단식은 여러 가지 이유에서 이롭다. 첫째 이유는 칼 로리 섭취가 감소한다는 것이다. 일정한 시간 동안 아무것 도 먹지 않으면 자연히(그리고 굳이 애쓰지 않아도) 전체 식사량이 줄어든다. 둘째, 소화기는 휴식하고 충전한 다음 에 더 잘 작동한다. 그리고 소화에 끊임없이 에너지를 투 입하지 않을 때 몸에서 자체 수리가 잘 진행된다. 셋째, 단 식은 인슐린이나 성장호르몬처럼 노화와 체중에 영향을 끼치는 중요한 호르몬들을 크게 변화시킨다. 넷째, 단식은 장수 유전자의 경로를 자극하는 유익한 '작은 스트레스'에 포함된다. 다섯째, 단식을 하면 자가포식이 시작된다. 이 것은 정말 중요한 이유다. 자가포식은 세포의 '해독detox'에 해당하는 과정으로, 면역력을 키우고 건강하게 나이 들기 위해 반드시 필요하다.

일주일에 두세 번 저녁을 일찍 먹고 다음 날 아침을 조금 늦게 먹어서 두 끼니 사이가 16시간까지 벌어지도록 하라. 이 방법은 단순하지만 정말 강력한 실천이다. 그리고 그렇게 어렵지도 않다. 오후 7시나 8시까지는 저녁식사를 끝낸다는 원칙을 정하고 잠을 7~8시간은 자는 것이 좋다 (43쪽 참조). 아침에 일어나면 큰 잔에 물을 따라 마셔라. 그러고 나서 11시나 12시에 영양가 풍부한 음식으로 식사하면 된다.

물론 처음에는 단식이 어렵게 느껴질 수 있다. 16시간이 불가능할 것 같다면 처음부터 무턱대고 16시간에 도전하지 않아도 된다. 12시간으로 시작해서 14시간으로 늘리고, 성공하면 16시간에 도전해보라. 몸이 적응하고 나면 단식이 기분 좋게 느껴지고 묘한 해방감이 들면서 당신은 뭔가를 계속 먹지 않아도 된다는 사실을 깨달을 것이다. 몸에 뭔가를 계속 집어넣지 않아도 우리 몸은 기능을 잘 수행한다. 또한 단식으로 탄수화물 중독에서 좀 더 쉽게 벗어날 수 있다. 머지않아 당신은 단식을 하는 날이면 자유를 얻은 기분이 들고, 기분이 상쾌해지고, 짧은 단식은 고통이라기보다는 휴식에 가깝게 느껴질 것이다. 그리고 아침시간에 음식 섭취라는 절차를 제거하면 아주 생산적인 시간을 보낼 수 있을지 모른다.

단식에 관해 자주 나오는 질문들에 대한 나의 답변은 다음과 같다.

16시간 단식, 간헐적 단식, 시간 제한 식사법은 어떻게 다른가요?

별로 다르지 않습니다. 같은 이야기를 다른 방법으로 하는 거예요. 골자는 이거예요. 하루 24시간 중에 음식을 섭취하는 시간을 정해놓는 게 좋으며(8시간을 권장합니다), 음식을 섭취하지 않는 시간이 더 길어지면 좋다(16시간을 권장합니다)는 거지요.

왜 16시간인가요?

연구 결과에 따르면 자가포식이 시작되어 완료되기까지는 16시간의 단식이 필요하다고 합니다. 만약 18시간이나 20시간 동안 단식하기를 원한다면 그렇게 하셔도 됩니다.

16시간 동안 버티지 못하면요?

할 수 있는 만큼만 하세요. 짧은 단식도 좋은 방법입니다. 12시간은 10시간보다 낫고, 14시간은 12시간보다 낫습니다. 조금씩 시간을 늘려가면 생각보다 쉬울 겁니다.

16시간 단식을 얼마나 자주 해야 하나요?

일주일에 2일로 시작하세요. 초보자들은 대개 주말보다 주중에 하기가 더 쉽다고 말합니다. 최종 목표는 매일 16시간 단식입니다. 날마다 그날의 마지막 식사와 다음 날의 첫 식사 사이에 16시간을 비우는 거죠. 날마다 16시간 단식을 하는 사람들은 몸이 아주 편하고 체중 감소, 활력 증가, 숙면 등의 효과가 있다고 증언합니다. 당신에게 현실적이지 않은 방법이라는 생각이 든다면 너무 무리하지 마세요. 일주일에 3일까지 늘려보세요. 그러면 효과가 확실히 느껴질 겁니다.

야식은 어떡하죠?

야식을 즐기는 분들은 그날의 음식 섭취를 일찍 마무리할 방법을 찾아야 합니다. 짧은 단식을 하는 날이면 저녁식사가 끝나자마자 부엌을 치우고 방에 들어가 문을 닫아버리세요. 아예 부엌에 들어갈 일이 없도록 하는 겁니다. 만약 당신이 공복을 느끼며 일어나서 아침을 먹는 사람이라면 처음 한두 번은 힘들지 몰라요. 하지만 몸이 적응하면 잠에서 깨어나자마자 음식을 갈망하지 않게 됩니다. 몸의 프로그램이 바뀌거든요. 시간이 조금 필요할 수도 있어요. 단식을 신행하면서 식단도 개선하면 더 좋습니다.

아침에 운동을 하는 사람은요?

음식을 먹지 않고 운동하면 정말 좋습니다. 에너지로 쓸 포도당이 없기 때문에 몸에 저장된 지방을 태우거든요. 운동하기 전에 꼭 무엇을 먹어야 한다는 것은 잘못된 생각입니다.

물은 마셔도 되나요?

네. 아침에 물을 마시면 좋습니다. 갈증을 해소하고 몸의 각 부위가 활동하도록 해주거든요.

아침에 커피를 마셔도 되나요?

단식 중에 커피를 마셔도 되는지에 대해서는 아직 결론이 나지 않았습니다. 엄격하게 말하자면 답은 '아니요'입니다. 어떤 사람들(우리도 여기에 포함됩니다)은 탄수화물이나 단백질이 함유되지 않은 차 또는 커피 한 잔을 마신다고 단식이 끝나는 것은 아니라고 주장합니다. 어떤 사람들은 물이 아닌 액체(블랙커피도 포함)를 마시는 순간 간이 활동을 시작한다고 말합니다. 아직 명확히 밝혀진 바는 없습니다. 물만 마시면서 16시간 동안 단식하기가 별로 어렵지 않다면 그렇게 하십시오. 그것이 이상적이고, 당신의 기분도 정말 가뿐하고 좋을 겁니다. 만약 단식 중에 커피나 차를 마신다면 일반 우유나 크림은 넣지 마십시오(가당 아몬드밀크나 오트밀크 같은 설탕이 들어간 대체품도 안 됩니다). 우유와 크림에는 탄수화물과 단백질이 들어 있어서 당신의 몸속에서 인슐린 분비를 유도하기 때문입니다. 단식에서는 인슐린 분비를 촉진하지 않는 것이 중요해요. 그러니까 커피에 뭔가를 꼭 넣고 싶다면 탄수화물이나 단백질이 들어 있지 않은 MCT오일medium-chain triglycerides 같은 순수지방을 사용하세요. 정리하자면 가장 좋은 것은 물입니다. 두 번째로 좋은 것은 설탕이나 우유를 넣지 않은 차와 커피입니다. 세 번째로 좋은 것은 MCT오일을 넣은 차와 커피입니다.

단식을 더 길게 하면 어떨까요?

단식을 하는 방법은 여러 가지입니다. 간헐적 단식이 그래도 쉬운 편이에요. 간헐적 단식을 변형한 다른 방법들도 있으니 한번 찾아보세요. 하지만 일주일에 하루를 정해서 음식을 전혀 먹지 않거나 며칠 동안 물만 먹는 것과 같은 격렬한 단식을 시도하려면 반드시 의사의 감독을 받으면서 진행해야 합니다.

요즘 단식 모방 다이어트가 화제인데요?

단식 모방 다이어트fasting-mimicking diet는 미국 남가주대학교 장수연구소 소장인 세포생물학자 발터 롱고Valter Longo가 제시한 방법인데 결과가 아주 좋다고 합니다. 단식 모방 다이어트가 마음에 든다면 도전해보세요. 한 달에 한 번, 5일 연속으로 아주 적은 양을 먹어야 합니다. 저칼로리, 저탄수화물, 저단백(동물성 지방 불포함) 음식을 드세요. 단식 모방 다이어트는 이 책에 나오는 조언과 일치하는 부분이 많습니다. 정보를 더 얻고 싶으면 ProLonFMD.com에 접속해보시길.

시간이 가도 단식이 힘든데 어쩌죠?

평소 설탕과 탄수화물이 들어간 음식을 많이 먹는 분들은 단식 초기에 매우 힘들 겁니다. 일주일 동안 설탕을 줄이고, 곡물을 아예 먹지 말고, 심지어는 콩 종류도 빼버리세요. 그러고 나서 다시 도전하세요. 이제 단식이 조금 쉬워졌나요? 쉬워지는 것이 정상입니다.

16시간 단식은 아무나 해도 되나요?

단식을 하지 말아야 할 사람들도 있습니다. 여러 가지 약을 복용하고 있는 분은 단식하지 마세요. 고강도 훈련을 하는 운동선수라든가, 스트레스가 극도로 심한 사람이라든가, 섭식장애를 앓은 경험이 있는 분들도 단식하지 마세요. 단식은 시스템에 좋은 스트레스를 주지만, 당신의 시스템이 이미 외부 스트레스 요인으로 과부하 상태인데 단식까지 하면 부담이 너무 커집니다. 당신이 감정적으로 힘든 시기라면 단식은 최선의 선택이 아닐 것입니다. 그리고 임신 중이면 당연히 단식은 안 됩니다. 아이들은 단식을 시키지 마세요. 걱정되는 사항이 있으면 의사와 먼저 상담하시고요.

장과 면역력은 하나다

면역체계의 70퍼센트는 배 속에 있다. 나이가 들수록 장내 마이크로바이옴microbiome(인체에 사는 세균, 바이러스 등 각종 미생물들을 총칭함-옮긴이)을 건강하게 유지하는 것이 중요해진다. 좋은 박테리아의 종류가 많아야 하고, 나쁜 박테리아의 수는 적어야 한다. 우리 몸 안의 작은 미생물 생태계가 망가지면 우리의 섬세한 장벽gut wall이 약해져(다른 문제들도 생긴다) 몸 전반에 심각한 문제를 일으킬 가능성이 있다.

장벽은 몸과 외부세계(음식, 벌레, 독성물질의 위험이 있는 곳) 사이의 1차 방어벽이다. 장벽은 무엇이 우리의 시스템 안으로 들어와도 되고 무엇이 들어오면 안 되는지를 결정한다. 따라서 장벽을 잘 보호하는 것이 건강을 시키는 열쇠다.

마이크로바이옴이 건강하지 못하고 균형이 깨져 있으면 연약한 구조로 이뤄진 장벽이 느슨해져서 미세한 틈이 생긴다. 그러면 박테리아, 독성물질, 그리고 완전히 소화되지 못한 음식물이 이 틈을 통해 혈관으로 새어나갈 수 있다. 이것은 '장누수leaky gut'라 불리는 현상으로, 무시무시한 이름만큼이나 실제로도 해롭다. 혈관으로 새어들어온 입자들은 몸속 어디에서 염증을 일으킬지 모른다. 이것은 모두 몸속에서 일어나는 일이지만 그 결과는 심각하다. 장누수가 발생하면 관절 통증, 피부 발진, 심한 기분 변화, 불안, 우울감, 뇌흐림brain fog(브레인 포그. 머리에 안개가 낀 것처럼 멍하면서 인지 기능과 집중력, 주의력 등이 저하되는 상태 -옮긴이), 호르몬 문제로 이어질 수 있다. 장누수는 면역력을 떨어뜨리고 자가면역autoimmune(면역계가 자기의 조직과 세포를 공격하는 상태-옮긴이) 문제를 악화시킨다. 우리가 나이 탓으로 돌리는 증상의 상당 부분은 사실 마이크로바이옴의 균형이 깨진 결과다. 그리고 이것은 개선할 여지가 있는 문제들이다.

시작은 식단 조절이다. 하지만 그게 전부가 아니다. 이 책에 실린 거의 모든 조언은 장내 마이크로바이옴을 튼튼히 하고 개선하기 위한 것이다. 나의 조언을 축약하면 다음과 같다. 가공 처리되지 않은 신선한 유기농 식품을 먹어라. 항생제와 호르몬을 주입한 동물성 식품을 멀리하라. 글리포세이트glyposate와 같은 독성 제초제가 뿌려진 농산물도 멀리하라(유기농 인증을 받은 생산자들은 글리포세이트를 살포하지 않는다). 당신의 몸에 프리바이오틱스prebiotics(마늘, 양파, 파, 아스파라거스 등)와 프로바이오틱스probiotics(발효식품)를 날마다 공급하라. 잠을 잘 자고, 수분을 충분히 섭취하고, 명상을 하고, 항생제는 꼭 필요할 때만 사용하고, 넥시움Nexium(식도염 증상을 완화하는 처방약 -옮긴이) 같은 위장약을 장기간 복용하지 마라.

다시 말해 일반적으로 웰니스에 좋은 생활습관들은 중년 이후 장 속 건강과 면역력을 유지하는 데도 큰 도움이 된다. 그리고 장의 건강을 위해 당신이 해야 할 모든 일은 이 책에 담겨 있다.

설탕은 정말로 줄여야 한다

나이가 든 사람에게 설탕은 아주 해롭다. 설탕은 면역체계를 약화시킨다. 그리고 모두가 두려워하는 당뇨병, 심장질환, 암, 알츠하이머병 같은 병을 키운다.

설탕이 특정한 단백질과 결합하면 노폐물을 만들어내고, 그 노폐물은 혈관 내에 쌓인다. 이 노폐물은 여기저기 머물러 있다가 당신의 신체 기관에 마치 녹이 끼듯 내려앉는다(가장 넓게 분포한 기관인 피부에 이 노폐물이 자리 잡으면 주름살로 나타난다). 이 노폐물은 세포막을 손상시키고 혈관 벽에 미세한 구멍을 뚫기도 한다. 만약 당신이 생활습관을 딱 하나만 바꾼다면 그것은 정제당 섭취를 줄이는 것이어야 한다(그리고 꿀과 아가베시럽도 줄여라. 꿀과 아가베시럽도 당신의 몸에 설탕과 똑같이 작용한다). 설탕은 다양한 가공식품 안에 숨어 있지만 우선 명백한 음식들부터 줄이자. 시리얼, 쿠키, 사탕, 탄산음료, 과일주스(참, 과일주스는 탄산음료와 똑같이 몸에 나쁘다). 삭제, 삭제, 삭제.

정말로 달콤한 음식이 당길 때는 베리류나 초록 사과를

먹어라(초록 사과는 붉은 사과보다 당이 적다). 과일에 함유된 섬유질은 당의 흡수 속도를 약간 늦춰주기 때문에, 과일을 먹으면 설탕이 많이 들어간 다른 음식을 먹을 때처럼 당이 곧바로 몸에 흡수되어 혈당이 급상승하지는 않는다.

당신이 커피에 설탕을 조금씩만 넣어 마신다고 해도 오랫동안 누적되면 양이 많아진다. 그냥 설탕을 끊어라. 그렇다고 화학물질 범벅인 인공감미료를 넣지는 말자. 정말로 커피나 차를 달게 해서 마시고 싶다면 나한과monk fruit를 대신 넣어보라. 나한과는 각설탕처럼 생겼고, 사탕 형태로도 판매된다. 아니면 천연감미료인 스테비아Stevia를 사용하라. 일부 스테비아 제품에는 다른 감미료가 첨가되어 있으므로 100퍼센트 스테비아를 구입해야 한다. 솔직히 말하면 나한과도 스테비아도 진짜 설탕 맛은 아니지만 달콤하긴 하다. 나한과나 스테비아는 단것을 찾는 입을 달래기 위한 전환기의 도구로 활용하라. 최종 목표는 당신의 미각이 설탕을 갈망하지 않게 만드는 것이다. 어떤 사람들은 에리스리톨erythritol이나 자일리톨xylitol과 같은 당알코올sugar alcohol 감미료를 선택하지만, 이런 것들을 섭취하면 가스가 차서 소화에 방해가 되니 되도록 피하는 것이 좋다.

현대사회는 설탕을 '기분 좋은 간식'이라는 틀로 바라 본다. 디저트는 쾌락이며 때로는 보상으로 제공된다. 그러 나 사실 설탕은 몸에 상이 아닌 벌을 준다. 그리고 설탕을 끊기가 그토록 어려운 이유는 그것이 약물이기 때문이다. 설탕은 코카인이나 헤로인과 똑같이 뇌의 특정 영역을 자 극하는 중독성 물질이다. 그러니 설탕을 무서워해야 마땅 하다.

만약 당신이 진짜 설탕 없으면 못 사는 사람이라서 설탕 섭취를 줄이기가 너무나 어렵다면 글루타민glutamine 보충제 의 도움을 받아보라. 글루타민 보충제는 당신의 뇌를 속여 서 당신이 포도당을 섭취하고 있다고 생각하게 만든다. 설 탕 섭취를 줄이면서 처음 몇 주 동안만 글루타민 보충제를 먹어보라.

더 많이, 더 잘 자기

이 책의 목표 중 하나는 통증이 찾아오고 여기저기 아픈 곳이 생기기 전에 당신의 삶을 변화시키는 것이다. 나이가 들면 그날그날의 피로를 회복하는 양질의 수면이 퍼즐의 중요한 조각이 된다. 잠을 중요하게 취급하라. 그러면 금세 건강해지는 것을 느낀다.

우리가 나이듦의 징후로 생각하는 증상의 대부분은 우리의 몸이 규칙적이고 더 많은(그리고 더 좋은) 휴식을 필요로 한다는 신호에 지나지 않는다. 밤에 잠을 못 이루거나 중간에 자꾸 깨더라도 포기하지 마라. 문제를 살피면서 의식적으로 밤잠을 잘 자기 위한 대책을 세워라. 이것은 단순히 저녁시간을 어떻게 보내느냐의 문제가 아니라 낮시간의 습관과도 관련되는 문제다. 아침에 일어나자마자 밖으로 나가서 햇빛을 쬐라. 그러면 당신의 생체 리듬이 자연의 주기에 맞춰진다(낮에는 활기 있고, 해가 지면 활력이 떨어지다가 밤에는 잠이 온다). 아침시간에는 명상을 하라. 아침 명상은 밤잠에 긍정적으로 작용한다. 운동도 마찬가지다. 낮시간에 유산소운동을 하면 밤에 더 쉽게 잠이 든다.

꿈을 꾸는 시간인 렘REM수면 시간과 깊은 잠을 자는 시간이 모두 충분해야 한다. 비렘non-REM수면이라 불리는 깊은 잠을 잘 때는 두뇌 활동이 거의 일어나지 않는다. 바로 이때 몸 안에서 회복이 진행되고 뇌의 노폐물 청소 시스템(글림프 시스템glymphatic system이라 불린다)이 작동해 단백질과 기타 독성물질을 제거한다. 잠을 푹 자지 못해 비렘 수면이 부족하면 글림프 시스템이 제 기능을 수행하지 못하고, 그 결과 노폐물이 뇌 안에 쌓여 흐릿하고 몽롱한 기분으로 생활하게 된다.

대다수 사람들은 7~9시간 수면을 취할 때 몸 상태가 최적이 된다. 그렇다, 9시간이다. TV와 소셜미디어, 끝없는 업무 이메일에 수면 시간을 빼앗기고 있다면 당장 그 습관부터 바꿔라.

잠을 자다가 자꾸 깨는 것은 나이 들면 당연히 생기는 증상이 아니다. 물론 호르몬 부작용 때문에 쉽게 잠들지 못하거나 푹 자지 못할 수는 있다. 그리고 나이가 들면 밤에 소변을 보기 위해 더 자주 일어나게 된다. 하지만 조금만 노력하면 잠깐 깼다가도 쉽게 다시 잠들 수 있다. 자포자기해서 "이제 저에게 숙면이란 없어요"라고 말하기 전에 다음 요인들을 체크해보라.

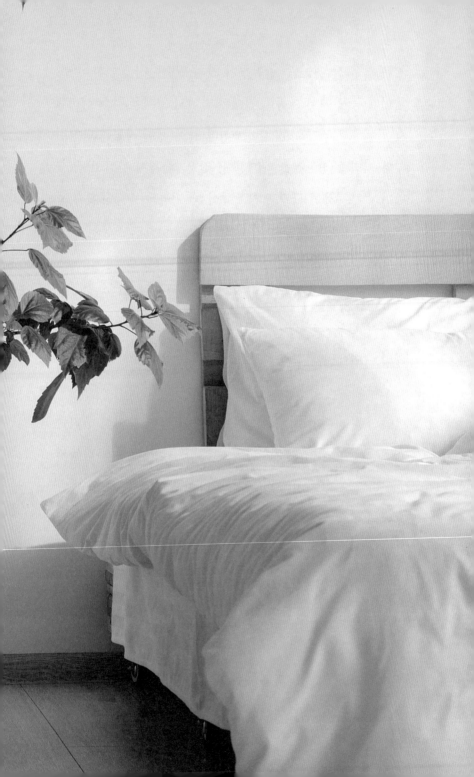

오후 3시쯤 마시는 라떼. 당신의 카페인 대사 능력은 유전으로 정해진다(유전체 검사로 카페인 대사 능력을 알아볼 수 있다). 어떤 사람들은 식후에 카페인을 섭취해도 자리에 눕기만 하면 바로 잠이 든다. 어떤 사람들은 카페인에 민감해서 아침에 모닝커피 한 잔만 마셔도 온종일 안절부절못한다. 카페인의 반감기는 7시간으로 알려져 있다. 다시 말해 커피 한 잔을 마시고 나서 7시간이 지나도 카페인의 절반은 여전히 몸 안에 남아 있다. 자신의 한계를 알아두고, 카페인에 민감한 사람이라면 오후 2시 이후에는 커피를 마시지 마라.

저녁식사에 곁들이는 와인. 알코올은 수면 주기를 망가뜨린다. 그러니까 알코올이 긴장을 풀어준다고 느껴지더라도 실제로는 밤에 잠이 깨게 만들 수 있다. 또한 와인과 맥주는 탄수화물 함량이 높기 때문에 몸 안에서 당으로 전환된다.

침실에 새어들어오는 빛. 빛은 수면 유도 호르몬인 멜라토닌 분비를 방해한다. 침실을 최대한 어둡게 만들고 충전등에는 검정색 테이프를 붙여라. 화장실에 가려고 잠깐 일어날 때도 밝은 조명등을 켜거나 휴대전화를 확인하는 것은 금물이다.

과도한 침실 난방. 숙면을 취하려면 중심체온(심장이나 방광 등 신체 내부 기관의 온도-옮긴이)이 조금 낮아야 한다. 방을 너무 따뜻하게 하면 수면 호르몬이 억제될 가능성이 있다. 잠자리에 들기 1시간쯤 전에 따뜻한 물로 목욕을 하면 오히려 중심체온이 낮아지기 때문에 숙면에 도움이 된다. 여름용 쿨링매트 같은 침구를 활용하는 것도 좋은 방법이다. 실내 온도를 낮게 맞추거나 창문을 열어놓아라.

잠들기 전에 먹는 간식. 밤늦게 음식을 먹으면 소화기관이 깨어난다. 특히 탄수화물을 섭취할 경우 당 수치가 갑자기 치솟을 수 있다. 밤에 음식을 먹지 말아야 할 이유는 이것 말고도 많은데, 그중 대표적인 하나는 체중 증가의 원인이 된다는 것이다. (266쪽 참조)

TV 앞에서 잠들기. TV에서 나오는 청색광은 멜라토닌 분비를 억제한다. 아이패드로 전자책을 읽거나 노트북 컴퓨터를 들여다보는 것도 같은 결과를 초래한다. 청색광은 당신의 몸에게 계속 깨어 있으라는 메시지를 보낸다. 그리고 당연한 이야기지만 당신이 보고 있는 프로그램은 뇌를 자극하고, 당신이 깜박 잠든 뒤에도 TV 소리가 미세하게 당신을 자극한다. 이 모든 요소는 숙면을 방해한다. 만약 단순히 잡생각을 쫓기 위한 배경소음이 필요해서 TV를 켜놓는 거라면, TV 대신 백색소음기를 사용하라.

날마다 많이 움직여라

중년 이후의 운동은 정형화된 운동만을 의미하지 않는다. 중년 이후의 운동은 날마다 일상생활을 하면서 아침부터 저녁까지 최대한 많이 움직이는 것이다. 신체활동을 즐기는 사람이 되자. 온종일 활동적으로 생활하는 것이 헬스클럽에서 1시간을 보내는 것보다 이롭다(특히 헬스클럽에서 1시간을 보내지만 낮에는 책상에 앉아 있고 밤에는 소파에 앉아 있는 경우라면). 물론 헬스클럽에서 하는 운동도 좋다. 하지만 건강하게 나이 들기의 진정한 비결은 기회가 있을 때마다 몸을 움직이는 것이다.

신체활동은 활력과 민첩함을 유지하는 것 외에도 스트레스와 우울감을 덜어주고, 순환을 촉진해 수면의 질을 높여주며, 면역회복력을 키워 만성질환 발병 확률을 낮춰준다. 중년 이후에는 운동에 각별히 신경을 써야 하는데, 강도 높은 운동을 하기보다는 운동의 빈도를 높이려고 노력해야 한다. 유감이지만 당신의 몸은 이미 쇠약해지고 있다. 우리 모두가 그렇다. 40세쯤 되면(어떤 사람들은 30대 후반부터) 근육이 성장 태세에서 보존 태세로 전환한다. 그러면 이때는 무엇에 집중해야 할까? 근육을 최대한 유지하는 것이 중요하고, 무엇보다 부상을 예방해야 한다. 우리의 핵심 모토는 '몸에 해를 입히지 말자'가 되어야 한다. 나이가 들수록 치유하는 능력이 떨어지기 때문이다.

당신의 몸은 늘 바쁘다. 몸은 건강을 유지하기 위해 항상 수리하고(일상적으로 닳거나 찢어지는 부분을 수리한다), (바깥세상과 우리가 먹는 음식에 들어 있는) 세균과 독성물질을 처리하고, 기능을 원활히 수행하기 위해 열심히 움직인다. 예를 들어 당신이 발목을 삐었다면 일상적으로 신체를 유지하는 데 사용되는 에너지의 일부가 발목으로 가야 한다. 당신의 몸은 그 발목을 고치기 위해 효소와 소염 작용을 하는 영양소들을 생산해야 하고, 그러는 동안 몸의 다른 필수적인 회복 능력은 그만큼 줄어들게 마련이다. 나이가 들면 자원도 감소하기 때문에 몸을 보호하는 것이 현명한 일이다. 다치지 않도록 조심하는 것은 몸 전반의 건강을 유지하기 위해 꼭 필요한 긍정적이고 적극적인 활동이다. 게다가 부상은 당신을 더 나이 들어 보이게 만들기도 한다. 가벼운 수준의 염증은 노화를 촉진하는 요인 중 하나이기 때문이다.

중년 이후 신체 활동의 관건은 몸의 변화에 맞추어 운동 계획을 짜는 것이다. 덜 격렬한 운동을 선택하고, 몸의 어떤 부위가 아프면 그 운동을 멈춰라. 모호한 조언처럼 들리겠지만, 생각보다 많은 사람이 통증을 무시하고 운동을 계속한다. 이런 태도는 건강하게 나이 드는 데 도움이 안 된다. 나이에 적응하고, 기꺼이 후퇴하고, 변화를 시도하는 편이 훨씬 낫다. 달리기를 할 때마다 통증을 느낀다면 자전거 타기로 바꿔보라. 자전거를 못 타게 되면 수영을 하라. 고난이도 요가 동작을 했더니 몸이 아프다면 그런 동작은 하지 마라. 물론 어려운 일일 수도 있다. 사람들은 자신의 운동 능력에 애착을 가지고 있으며 그 운동 능력을 자신의 정체성의 일부로 간주하기 때문이다. 하지만 운동 능력은 밀어붙이는 것보다 보존하는 것이 중요하다. 당신이 30대 때 '철인'처럼 튼튼했더라도 50대에는 철인이 아닐 수 있다는 사실을 받아들여야 한다. 그리고 근육과 관절은 평생 써야 하므로, 근육과 관절이 다 닳기 전에 신중하게 생각하라. 90세에 얼마나 잘 걸을 수 있느냐는 지금 몸을 어떻게 보살피느냐에 달려 있다. 몸을 움직이기를 좋아하고 육체적 한계를 뛰어넘기를 즐기는 사람들에게 가장 중요한 일은 몸이 하는 말을 잘 듣고 그 말에 따르는 것이다.

몸을 많이 움직이지 않는 사람들의 경우 '지금 당장 운동을 시작해야' 한다. 아직 늦지 않았다. 하루에 10분 동안 경사가 완만한 언덕을 오르는 것으로 시작하라. 그리고 일주일에 5분씩 시간을 늘려서 하루 30분으로 만들어보라. 이완휴식 요가restorative yoga를 시작하거나 관절에 부담이 적은 수영 강좌를 신청하는 것도 아주 좋다. 편안하게 시작하고 끈질기게 노력하라. 당신을 활동적인 사람으로 변화시키는 일은 그리 오래 걸리지 않으며 힘이 많이 들지도 않는다.

그리고 중년 이후의 삶을 사는 우리 모두에게. 하루 내내 움직일 기회를 찾아보고 기쁜 마음으로 움직이자. 조금 일찍 지하철을 타고 일찍 내려 사무실까지 걸어가거나, 버스에서 한두 정류장 앞에 내려 집까지 걸어보라. 건물의 위층으로 올라갈 때는 엘리베이터를 타지 말고 계단을 이용하라(내려갈 때는 하지 마라. 계단을 내려가거나 언덕을 내려가는 운동은 무릎에 부담을 준다). 점심시간을 신체활동 시간으로 바꿔보라(가능하다면 야외에서 신선한 공기를 들이마시며 쉬어라). 반드시 힘이 많이 드는 운동일 필요는 없다. 자주, 꾸준히, 실행 가능한 활동을 하라. 많이 움직이는 사람이 되자.

알코올과 독성물질을 주의하라

나이가 들면 알코올을 분해하는 능력도 떨어진다. 저녁식사와 함께 와인을 두 잔 마신 뒤 침대에서 이리저리 뒤척이는 자신의 모습을 발견한 적이 있다면 당신도 알 것이다. 예전 같으면 와인 두 잔쯤은 괜찮았는데 지금은 몸이 힘들어한다. 그것은 나이 들면서 나타나는 정상적인 변화이고 당신이 충분히 대처할 수 있는 문제다.

알코올은 몇 가지 이유(예를 들면 면역체계를 약화시키고 설탕 섭취량을 증가시킨다)로 당신의 몸에 좋지 않지만, 무엇보다 숙면을 방해한다는 점에서 문제가 된다. 술 때문에 숙면을 취하지 못하면 좋지 않은 일들이 도미노처럼 벌어지기 때문이다. 충분히 휴식하지 못하면 당신의 몸은 (에너지를 빠르게 얻기 위해) 설탕과 탄수화물을 갈망하게 된다. 피곤해서 운동을 하지도 못한다. 당신은 카페인을 과다 복용하게 되고, 생체시계에 어긋나는 생활을 한다. 그래서 그날 밤에도 잠을 푹 자지 못한다. 기분이 찜찜하고 신경질이 나는 것은 말할 필요도 없다. 하룻밤의 수면을 망치면 다음 날 밤에도 잘 자기가 어렵고, 점점 더 피곤해진다(그리고 탄수화물을 더 많이 찾게 된다). 이런 사이클이 계속된다면 그냥 두 잔째 와인을 건너뛰는 게 쉽지 않겠는가?

그리고 알코올의 진실을 알아두자. 폴리페놀 polyphenol

은 포도껍질, 블루베리, 코코아, 차와 같은 플라보노이드 flavonoid가 풍부한 식품에서 발견되는 천연 항산화 물질이다. 드라이한 레드와인에 함유된 폴리페놀 덕분에 레드와인은 건강에 좋은 식품이라는 평판을 얻었고, 실제로 다른 알코올보다는 레드와인이 낫다. 그렇다고 해서 레드와인이 우리에게 좋다고 할 수는 없다. 폴리페놀 섭취가 목적이라면 품질 좋은 홍차나 녹차를 마셔라. 와인이 폴리페놀을 가장 잘 전달하는 식품은 아니다.

나는 용설란 즙으로 만든 독한 술인 테킬라tequila에 관한 질문을 자주 받는다. 100퍼센트 용설란으로 만든 테킬라는 당 함량이 낮지만, 일반적으로 데킬라는 달콤한 칵테일용 희석 음료와 함께 제공된다. 얼음 없이 스트레이트로 나오는 테킬라는 보드카에 탄산수를 타서 마시는 것과 마찬가지로 탄수화물 함량이 낮다(토닉 워터는 당 함량이 높아서 안 된다).

주의하라. 알코올은 독성을 지니고 있다. 하지만 어떻게 마시느냐가 중요하다. 친구 또는 가족들과 가볍게 한잔하면 감정적으로 풍요로워진다. 이런 술은 거절하지 않아도 된다. 만약 당신이 일주일에 두 번쯤 와인 한 잔을 마시는데 부정적인 효과가 나타나지 않는다면 문제될 것이 없다. 그러나 매일 술을 마셔서는 안 된다. 그리고 당연한 이야기지만 만약 알코올을 억제할 수 없다면 그것은 중독이므로 치료가 필요하다.

물은 큰 컵으로 하루 네 잔

나이가 들면 갈증의 신호가 약해지기도 한다. 모두가 그런 것은 아니지만 어떤 사람들은 갈증을 아예 못 느낀다. 당신의 몸은 수분을 원하는데 입에 닿는 신호는 젊은 시절만큼 뚜렷하지 못한 것이다. 그러면 체내 수분 부족은 다른 방법으로 표현될지도 모른다. 집중이 안 되거나, 배우자의 목소리가 귀에 거슬리거나, 문제를 해결할 수 없거나, 두통을 느낀다면 물을 마셔보라. 수분이 고갈되면 뇌 기능이 저하될 수 있으니까. 날마다 큰 컵으로 네 잔 이상 물을 마셔라. 가장 좋은 것은 정수기에서 걸러진 물이다. 수돗물에 포함된 염소는 마이크로바이옴 안의 좋은 박테리아를 공격할 수 있는데, 필터를 사용하면 그 문제가 어느 정도 해결된다. 환경워킹그룹Environmental Working Group의 홈페이지(EWG.org)에서 적당한 정수 필터를 찾아보라. 한꺼번에 네 잔을 벌컥벌컥 마시는 것보다 아침부터 밤까지 수시로 물을 마실 때 수분 공급 효과가 더 좋다. 식사 중이든 식사 중이 아니든 상관없다. 둘 다 수분 공급량에 포함된다.

물 마시는 것을 좋아하지 않는다면 물에 민트 잎을 한 줌 넣거나 레몬 같은 새콤한 과일즙을 조금 넣어보라. 그 물을 손잡이 달린 물통에 담아두거나 커다란 유리병에 가득 채워서 냉장고에 넣어두면 된다. 물에 레몬을 넣어 마시면 간 기능이 원활해진다. 레몬이나 오이를 껍질째 물에 넣을 때는 껍질을 잘 씻어서 넣어라.

그리고 차를 마셔도 수분 공급이 되지만, 커피는 수분을 공급해주지 못한다(커피는 이뇨 작용을 한다). 정수된 물로 만든 탄산수(예컨대 집에서 탄산수 제조기를 사용한 경우)는 몸에 좋지만, 일반적인 탄산수는 정수된 물로 만들지 않았을 가능성이 있어서 별로 좋지 않다. 그리고 향을 첨가한 탄산수는 마시지 마라. 그 '자연스러운' 맛을 내기 위해 화학물질이 들어갔기 때문이다. 나는 거품 자체는 반대하지 않는다. 물을 어디에서 얻었으며 물에 무엇이 첨가

되었는지가 중요하다. 굳이 설명할 필요가 없겠지만 탄산음료나 과일주스는 마시지 마라(탄산음료의 설탕도 문제지만 주스의 과당도 문제가 된다). 그리고 에너지 음료도 제발 마시지 마라. 병에 담겨서 판매되는 아이스티는 화학물질과 인공감미료가 많이 들어 있으니 피하기를 권한다. 식당에서 판매되는 음료 중에 플라스틱 병에 담긴 음료는 물만 빼고 다 한두 가지 문제를 지니고 있다. 당과 화학물질 섭취량을 줄이려면 병에 담긴 음료를 마시지 않는 것이 좋은 방법이다. **그냥 물을 마셔라.**

가까운 사람들을 만들어라

건강하고 아름답게 나이 들기 위해서는 사랑하는 사람들과 관계를 맺고 함께 시간을 보내는 일이 매우 중요하다. 인생의 어떤 시기에는 공동체가 부족하지 않다. 그런 시기에는 학교나 직장에서 늘 만나는 사람들이 있다. 부모들에게는 자녀 양육과 관련된 사람들이나 집단이 있다. 하지만 직업을 바꾼다든지, 자녀가 대학에 간다든지, 은퇴를 한다든지 해서 상황이 달라지면 인간관계를 위해 노력을 기울여야 한다. 친구들을 만나고, 중요한 관계를 정성껏 가꾸고, 새로운 사람들과 인연을 맺으려는 노력은 당신의 건강에 매우 중요하다. 삶의 전환기가 올 때까지 기다리지 말고 지금부터 사람들과 더 많이 만나라.

친구와 마주 앉아 이야기하고 함께 웃으면 기분이 얼마나 좋은지 생각해보라. 이런 활동은 어쩌다 한 번 있는 일이 아니라 규칙으로 삼아야 한다. 적어도 일주일에 한 번은 이런 일을 만들어보라. 사람들과의 만남을 웰니스 활동이라고 여기고 당신이 아끼는 친구들과 보내는 시간을 늘리기 위해 무엇을 바꿔야 할지 따져보라.

새로운 친구를 사귀는 일에 관해서도 생각해보라. 물론 성인이 되고 나서 친구를 사귀기란 어려운 일이다. "취미가 비슷한 사람들을 찾아라"라고 말하기는 쉽지만 그렇게 딱 맞는 사람들을 찾으려면 시간이 소요된다. 그러니 그냥 새로운 마음가짐을 가져볼 기회라고 생각하라. 일단 씨앗을 심고 무엇이 자라나는지 지켜보자는 마음가짐이어야 한다. 좋아하는 사람들을 만나면 정신을 차리고 관심을 가져라. 관찰하고, 발견하고, 열린 마음으로 새로운 사람들과 어울려라. 당신의 관심사를 따라가라. 시간이 흐르면 동질감을 느끼는 사람들을 만나게 마련이다. 지금 당신에게는 고독이 큰 위험으로 다가오지 않을지 모른다. 하지만 나중에 고독이 문제가 되지 않도록 하려면 지금 당신 주변에 서로를 사랑하는 튼튼한 관계를 구축해놓아야 한다. 좋은 관계를 많이 만들어놓는 것은 삶의 전환기가 닥치더라도 충격을 줄여주는 완충장치가 군데군데 있는 것과 같다.

나이가 들면 당신에게는 동료 집단, 진짜 공동체, 당신의 말을 들어줄 사람들, 당신을 선택해주고 도와줄 사람들(예를 들면 치과 치료가 끝나고 집까지 차로 태워다줄 사람)이 필요해진다. 인간이라는 존재에게는 원래 가족이 필요하다. 가족 같은 집단이 없으면 노화가 더 빠르게 진행된다는 연구 결과들이 있다. 또한 중년과 노년에 사회적 접촉이 많으면 치매 발병 확률이 감소한다.

사람들이 가장 오래 살고 우리의 상상을 뛰어넘을 만큼 건강하게 사는 지역을 '블루존blue zone'이라고 부른다. 블루존에서 공통적으로 발견되는 특징이 세 가지 있다. 사람들이 일상적으로 몸을 많이 움직이고, 목적의식을 가지고 살고, 공동체적인 생활을 한다는 것이다. 당신만의 공동체를 직접 만들고 잘 가꿔보라. 사람들을 초대하라. 그리고 다른 사람의 초대를 흔쾌히 받아들여라. 인간관계에 시간을 투자하라. 관계는 생각보다 중요하다.

나이 드는 것을 유머로 즐길 수 있도록

태도는 건강에 큰 영향을 끼친다. 건강하게 나이 들려면 전형적인 쾌락의 일부(단것, 알코올, 튀김, 음식 전반)를 줄여야 한다. 변화에 긍정적인 마음으로 접근하고 유쾌한 태도를 유지한다면 그런 것을 줄이기가 훨씬 쉬워진다. 음식 섭취를 조금 자제하는 대신 당신이 좋아하는 다른 것을 발견하고 공부, 자연, 명상 따위에 대한 취향을 계발할 기회가 왔다고 생각하라.

음식이나 알코올이 아닌 다른 방법으로 당신 자신에게 너그러워져라. 몸에 해롭지 않은 것들 중에 당신의 기분을 돋워주고, 흥이 나게 하고, 동기 부여를 해주는 것은 무엇인가? 친한 친구들과 시간을 많이 보낼 때인가? 당신이 듣고 싶었던 수업인가? 예전에 연주하던 악기는 어떨까?

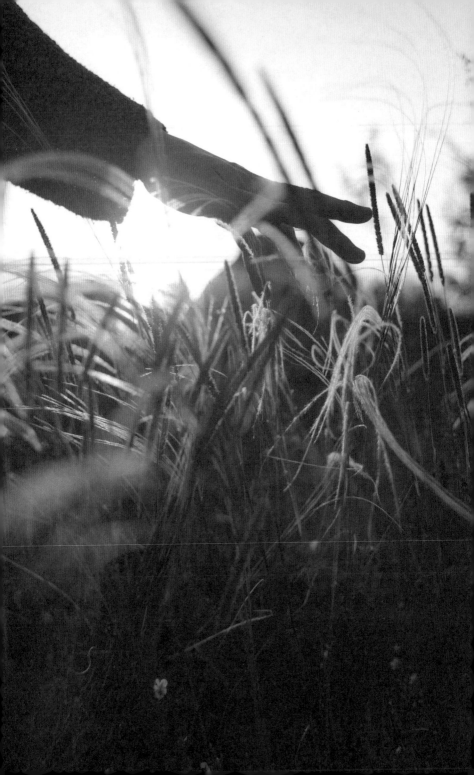

소소하지만 건강한 즐거움을 누려보자. 따뜻한 물에 목욕을 하고, 해 질 무렵이면 산책을 즐기고, 주 1회 적외선 사우나에 가거나 마사지를 받아보라. 당신의 선택을 현명한 방향으로 옮기면서 쾌락의 개념을 재정립하고, 건강에 이로운 습관으로 삶에 재미를 더하라.

경쾌하고 긍정적인 태도를 유지하는 사람은 삶에 고마움을 더 느낀다. 변화를 기꺼이 받아들이고, 몸과 마음을 돌보고, 나이가 들어서 볼품없어지는 것들을 향해 미소를 보내라. 그 모든 것은 선물이고, 흔히 하는 말대로 최악은 아니니까. 운명을 피하지 않고 세월을 자연스럽게 받아들이는 사람이 더 좋은 모습으로 나이 든다.

단식으로 이렇게 달라지다니!

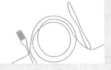

기술 벤처기업에서 일하는 45세 윌은 5년 전에 결혼해서 어린아이 둘을 키우고 있다. 가정이 생겨서 기뻐야 하는데 그는 다 늙어버린 기분이었다. 여기저기가 아프고, 몸이 피곤하고, 마음이 우울했다. 그는 나에게 가만히 앉아서 아이들에게 책을 읽어주기만 해도 몹시 피곤해진다고 말했다. 삶이 저만치 달아나는 것 같다고도 했다.

윌은 체중이 평균보다 20킬로그램 이상 많이 나갔다. 또 원래 다니던 병원에서 처방받아 먹는 약이 여섯 가지나 됐다. 혈압이 높아서 혈압강하제를 먹고, 속쓰림 때문에 위장약을 먹고, 당뇨병 약, 항우울제, 그리고 콜레스테롤 때문에 고지혈증 약을 먹었다. 그리고 거의 매일 밤 애드빌Advil이라는 두통약을 먹었다. 그의 염증 수치는 높은 편이었다.

윌의 사무실에는 짜고 달콤한 간식거리가 잔뜩 있었다. 점심식사는 매일 무료로 제공된다. 쉬는 시간에 건물 밖으로 나가서 휴식을 취하는 사람은 아무도 없었다. 직장 분위기가 경직되어 있어서 누가 밖에 나가기라도 하면 다른 사람들이 눈살을 찌푸렸다. 장시간 근무는 그를 기진맥진하게 만들었다. 컴퓨터 화면에서 눈을 떼는 유일한 시간은 간식을 먹기 위해 일어나는 시간이었다. 그는 간식에 의존해서 하루하루를 버텨냈다. 항상 뭔가를 먹으며 일하고, 햇빛은 거의 쬐지 못했다.

나는 윌에게 저탄수화물 식단과 간헐적 단식을 처방했다. 처음에는 일주일에 2일, 밤을 포함한 12시간의 단식으로 시작했다. 첫 주에 윌은 아침마다 식욕이 왕성해져서 고생했지만 금방 적응했다. 나는 윌의 단식 시간을 한 달에 걸쳐 일주일에 4일, 16시간까지 늘리도록 만들었다. 윌의 생활은 달라졌다. 단식을 하니 아침에 현관문을 일찍 나설 수 있었고, 그에게 반드시 필요했던 음식 섭취의 제한선이 만들어졌다. 그는 예전보다 배고픔을 덜 느끼게 됐다. 그리고 체중이 줄어들기 시작하자 의욕이 부쩍 높아졌다.

윌은 물과 녹차를 많이 마시고 몇 주 동안 저탄수화물 식사와 16시간 단식을 했다. 그랬더니 간식을 먹고 싶은 욕구가 줄어들었다. 점심시간이 되면 식사 전에 건물 주변을 산책하면서 햇빛을 쬐고 운동도 했다. 그는 사내 카페테리아 식당에서 예전보다 건강한 음식을 고르기 시작했다. 사내 식당에는 신선한 채소가 많았다.

월은 위장약 복용량을 서서히 줄였다. 밤에 두통이 찾아오면 물을 마셨다. 그러자 두통의 빈도가 낮아졌다. 이제 애드빌은 안녕이다.

한 달 뒤 월의 체중은 9킬로그램 정도 줄었고 혈압은 정상 수치로 떨어졌다. 그래서 나는 그에게 혈압강하제 복용량도 줄여보라고 했다. 그의 혈당은 눈에 띄게 떨어졌고, 두 달 뒤에는 당뇨병 약도 먹을 필요가 없어졌다.

월은 직장생활의 긍정적인 점을 이용하기 시작했다. 아침에는 동료들과 함께 그룹 명상을 하고, 초코바를 찾는 대신 탁구를 치면서 머리를 식힌다. 3개월 뒤에 월을 만나보니 체중이 17킬로그램이나 줄어 있었다. 약을 먹지 않고도 혈압이 정상 수치를 유지하고 있었고, 당뇨 증세도 사라진 상태였다. 염증 수치는 정상으로 돌아왔고 콜레스테롤 수치도 상당히 좋아져 있었다. 그는 기운이 팔팔했다. 이제 우울하지 않았으므로 나의 감독 아래 항우울제를 줄이기 시작했다. 그는 열정이 넘쳤고, 아이들에 관한 우스운 이야기를 늘어놓았다. 20년은 젊어진 기분이라고도 했다. 그리고 6개월 뒤에는 고지혈증 약도 끊었다.

생각해볼 것들

- 당신은 약을 몇 가지나 먹고 있는가?

- 의사에게 그 약이 어떤 효능이 있는지, 그리고 그 약을 그만 먹으려면 생활방식을 어떻게 바꿔야 하는지 물어본 적이 있는가?

- 직장에서 매일 당신에게 해를 입히는 '환경적 요인'은 어떤 것인가? 스트레스? 간식? 일정표?

- 바쁜 하루의 틈새 시간에 건강을 위해 당신이 실천할 수 있는 일들이 있는가?
당신이 지금 하고 있지 않지만 가능한 일은 무엇인가?

- 간헐적 단식을 해본 적이 있는가?
해보지 않았다면 무엇 때문에 망설이는가?

2

THE NEW RULES OF
AGING WELL

간단한 변화

근본적이지만
쉬운 시도

건강한 후반생을 위해
머릿속에 새겨둘 간단한 것들

고강도 인터벌 트레이닝

앞에서 우리는 '호르메시스'라는 개념을 언급했다. 호르 메시스란 짧고 강렬한 신체적 스트레스가 생명체에 유익하게 작용하는 현상이다. 호르메시스를 일으키고 장수 유전자의 경로를 활성화하는 방법 중 하나는 적당한 운동을 주로 하면서 강도 높은 운동을 잠깐씩 배합하는 것이다.

언덕 오르기, 자전거 타기, 노 젓기, 수영 같은 운동을 할 때 그 운동 시간 중 일부를 짧고 규칙적인 고강도 운동에 할애하라. 강도가 얼마나 높아야 할까? 글쎄, 운동의 적정 강도를 판별하는 하나의 기준은 그 운동을 하면서 말을 할 수 있는지 여부다. 운동 중에 호흡이 어렵지 않아서 대화를 이어갈 수 있을 정도면 적당한 운동이다. 따라서 너무 힘들어서(그리고 숨이 차서) 수다를 떨지 못할 정도여야 고강도 운동다.

잠깐씩 짧게 고강도 운동을 하는 방식을 '고강도 인터벌 트레이닝high-intensity interval training, HIIT'이라고 부르기도 한다. HIIT라고 하면 아주 전문적인 용어 같지만, 누구나 자신에게 맞는 HIIT를 스스로 만들어낼 수 있다. 대부분의 운동에 적용 가능한 단순한 방법은 다음과 같다. 1분 동안 운동 강도를 높이고, 1분 동안 고강도 운동을 하고, 3분 동안 원래의 강도로 돌아간다. 이 패턴을 반복한다.

당신이 HIIT 방식을 처음 시도한다면, 평소에 하던 운동을 하면서 이 패턴을 3회 반복하라. 그리고 나서 익숙해지면 더 강도 높은 운동을 삽입하라. 이렇게 고강도 운동을 삽입하면 지루한 활동(수영장 코스를 왕복하는 것처럼)이 일종의 게임처럼 바뀌어서 재미있어진다. 게다가 건강에도 좋으니 일석이조다.

따뜻한 물로 샤워하고 찬물로 헹구기

우리의 생활을 들여다보면 '우리를 죽이지 않으면서 강하게 만들어주는' 호르메시스의 기회가 많이 있다. 가장 쉬우면서 내가 좋아하는 방법 하나를 소개하자면 따뜻한 물로 샤워하고 나서 30~60초 동안 찬물로 마무리하는 것이다.

직관적으로 생각해도 냉수마찰은 몸에 좋을 것 같지 않은가? 몸에 찬물을 끼얹는 순간 몸은 확 깨어난다. 냉수마찰을 하면 몸속의 기(에너지)가 활발하게 순환한다. 요즘에는 서양의학 책에도 냉수마찰이 건강에 좋은 습관이라고 나온다. 냉수마찰이 미토콘드리아의 생성과 건강에 도움이 된다는 연구 결과들도 있다.

세포의 에너지원인 미토콘드리아야말로 생활과 장수의 원동력이라 할 수 있다. 미토콘드리아는 음식과 산소를 ATP로 변환한다. '아데노신3인산adenosine triphosphate'으로도 불리는 ATP는 생화학 반응을 일으키는 분자의 일종으로 심장, 뇌, 근육의 세포에 특히 많이 있다. 이 책에 실린 음식 섭취나 수면에 관한 조언들도 모두 미토콘드리아의 생산과 기능 수행에 도움이 되는 것들이다. 따뜻한 물로 샤워하고 나서 찬물로 마무리하는 작은 습관 역시 미토콘드리아에 긍정적으로 작용한다.

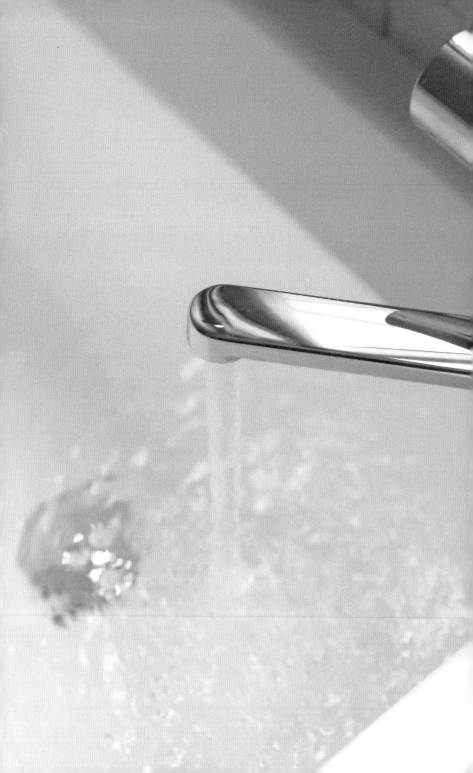

'따뜻한 물-찬물' 공식은 역으로 응용해도 된다. 차가운 수영장에서 몸을 움직이다가 따뜻한 물에 몸을 담가보라. 사우나와 찬물 샤워를 번갈아 해보라. 또는 겨울에 외투를 입지 말고 잠시 바깥에 나가보라. 그러면 기분이 상쾌해진다. 난방이 잘되는 실내에 오래 있었다면 더욱 상쾌할 것이다. 이렇게 차가운 공기를 잠깐 쐬어주면 몸에 좋다(어릴 때 이른들에게 들은 말과는 다르지만).

호르메시스의 원리를 응용해서 몸에 다른 종류의 가벼운 스트레스를 줄 수도 있다. 짧은 단식을 하거나 잠깐씩 격렬한 신체활동을 해보라. 가벼운 스트레스는 몸을 청소하는 자가포식을 활성화하고 세포의 기능 수행과 회복을 돕는다.

나이가 들면 세포의 기능 수행과 회복 능력이 감소한다. 우리의 몸에 짧지만 강렬한 스트레스가 가해질 때 몸은 손상된 곳을 더 잘 복구한다. 여기서 '손상'에는 극단적인 것만이 아니라 생활과 나이듦의 과정에서 자연스럽게 생기는 마모가 포함된다. 우리의 몸은 항상 스스로 수리를 하는데, 호르메시스는 그 수리에 도움을 준다.

스스로 하는 근막이완

당신에게 통증을 유발하는 것은 근육이 아닐지도 모른다. 실제로 팽팽하게 당겨진 근막fascia이 통증을 유발하는 경우가 많다. 근막은 근육을 감싸고 있는 비닐랩(닭가슴살을 감싸고 있는 얇은 막을 생각하라)과 비슷한 물질이다. 나이가 들면 근막이 팽팽하게 당겨진다. 그런데 스트레칭을 한다고 해서 팽팽해진 근막이 이완되지는 않는다. 근막을 느슨하게 만들려면 지압 마사지를 받거나 원통형 폼롤러foam roller를 이용해 압력을 가해야 한다. 근막이 팽팽하게 당겨지면 근육과 관절에 통증이 생길 뿐 아니라 걸음걸이가 달라지고 자세가 나빠진다. 그러면 사람이 더 나이 들어 보이고 스스로도 나이 든 느낌을 받는다.

해결책은 폼롤러를 사용해 주기적으로 근막을 이완하는 것이다. 근막이완은 운동만큼이나 중요하다. 일주일에 두세 번은 허벅지, 엉덩이, 종아리, 어깨, 가슴의 근막을 풀어주어야 한다. 시간을 많이 들일 필요도 없다. 5분에서 10분이면 통증이 줄어들고 당신의 생활이 개선된다. 근막이 이완되면 근육이 더 잘 움직이므로 각종 부상을 예방하는 효과도 있다(나이가 들면 더 쉽게 부상을 입는다). 근막이완은 당신의 몸 안에 있는 수리공의 효율을 높여준다. 따라서 엉덩이나 무릎 관절 대체술과 같이 흔히 권고되는 수술을 받고 싶지 않다면 가장 먼저 자가 근막이완이라는 방어 전략을 채택해야 한다.

폼롤러로 자가 근막이완을 하면 처음에는 일종의 '시원한 아픔'이 느껴져 괴로울 수도 있지만, 머지않아 몸이 훨씬 가뿐하고 잘 움직이는 느낌에 안도할 것이다. 폼롤러 사용법은 글로 읽기보다 동영상을 보고 따라 하는 것이 쉽다. 유튜브에는 폼롤러 사용법을 단계별로 설명해주는 훌륭한 동영상이 많으니 자신에게 잘 맞는 것을 찾아보자. 폼롤러는 어떤 것이나 다 좋으니 선택장애에 빠지지 마라. 옷장에 폼롤러가 있다면 당장 가져와서 근육 마사지를 시작하라. 러그나 요가매트 위에서 마사지를 하면 자극이 조금 덜하다.

폼롤러를 거실이나 TV를 보는 장소, 빈둥거리는 장소에 놓아두고 시시때때로 근막을 이완할 수 있도록 전략을 세워라. 예를 들어 소셜미디어를 훑어보고 싶을 때마다 자가 근막이완을 먼저 한다는 규칙을 정하라(각자 맞춤형 전략을 사용해야 실행할 수 있다). 오전과 오후, 운동 전과 운동 후, 전화 통화를 하는 시간에 폼롤러로 근막을 풀어주는 방법도 있다. 폼롤러 사용을 습관화하라. 근막이완을 많이 할수록 몸이 가뿐해진다.

마그네슘을 챙겨라

미네랄의 일종인 마그네슘은 중년 이후의 건강에 반드시 필요한 영양소다. 마그네슘은 우리 몸속에 있는 300가지가 넘는 효소의 신진대사에 관여한다. 마그네슘은 면역체계를 지원하고, 혈압을 낮추고, 뇌와 심장의 기능 수행을 돕고, 긴장을 완화하고, 밤에 잠이 잘 오도록 해준다. 장수를 원하는 사람에게 질 좋은 수면은 황금과 같다.

마그네슘이 많은 음식으로는 시금치, 호박씨, 검은콩, 자연산 태평양 가자미가 있다. 그러나 건강한 음식을 챙겨 먹는다 해도 사람들의 80퍼센트는 마그네슘 부족이라고 한다. 그러니 마그네슘 보충제를 섭취하라.

마그네슘 보충제는 여러 가지 유형이 있는데 어느 것을

선택하든 큰 차이가 없다. 모든 마그네슘 보충제에는 신경 안정 효과가 있으므로 잠자리에 들기 전에 먹으면 좋고, 반드시 음식과 함께 복용할 필요는 없다. 글리신산 마그네슘(마그네슘 글리시네이트)magnesium glycinate 또는 트레온산 마그네슘(마그네슘 트레오네이트)magnesium threonate 을 300~500밀리그램 복용하라. 변비가 있는 사람은 밤에 구연산 마그네슘(마그네슘 시트레이트)magnesium citrate를 400~600밀리그램 복용하고 자면 다음 날 아침에 문제가 해결된다. 그 정도 양을 먹어도 변비가 그대로라면 복용량을 서서히 늘려서 하룻밤에 1,000밀리그램까지 먹어보라. 그리고 변비 증상이 완화되면 복용량을 다시 줄여라. 마그네슘 보충제는 당신의 예산 범위 내에서 가장 좋은 제품을 구입하라.

또 마그네슘은 목욕 중에 피부를 통해 흡수할 수도 있다. 입욕제로 많이 쓰는 엡솜솔트Epsom salt는 마그네슘의 한 형태로서, 따뜻한 목욕물에 풀어넣으면 근육의 피로와 긴장을 풀어준다.

당신이 마그네슘 부족인지 아닌지 알아보고 싶다면 의사에게 적혈구 마그네슘 검사를 해달라고 부탁하라(보통

의사들은 이 검사를 하지 않는다). 수치가 5~6.5mg/dL로 나와야 정상이다.

적외선 사우나 즐겨보기

부상을 방지하고, 면역체계를 지원하고, 질병을 예방하고, 염증을 완화하고, 순환계와 심장을 튼튼하게 한다! 이것은 중년 이후의 건강한 삶을 위한 기본 원칙들이다. 그리고 이것은 또한 사우나에서 땀을 뺄 때 일어나는 일들이다. 나는 특히 적외선 사우나를 사랑한다. 전통적인 사우나보다 편안하므로 더 오래 머무르면서 좋은 효과를 누릴 수 있기 때문이다. 적외선 사우나는 단지 우리 몸 주변의 공기만 뜨겁게 데우는 것이 아니라 몸속으로 직접 들어와 몸을 데워준다. 그래서 적외선 사우나는 극한 체험처럼 느껴지지 않는다.

적외선 사우나에 가보지 않은 사람들을 위해 설명하자면, 적외선을 쬐는 일은 복잡하지 않다. 작은 사우나 부스에 들어가서 앉아 있으면 되고, 온도는 취향에 따라 조절할 수 있다(전통적인 사우나의 온도는 65~80도 사이로 맞춰진다. 적외선 사우나는 50~60도에서 효과가 좋다). 조명을 선택해서 색채 치료와 비슷한 효과를 얻기도 한다(예를 들어 빨강색은 원기를 돋우고 파랑색은 차분하게 해준다). 적외선 사우나에서는 온도를 높이더라도 전통적인 사우나에서처럼 오븐에 구워지는 느낌이 들지 않는다. 불가사의하게도 뜨겁지만 편안하게 느껴진다. 땀을 뻘뻘 흘리는데 기분이 좋고, 사우나를 끝내고 나오면 에너지가 충전된 느낌이 든다. 사우나에 머무르는 시간은 30분 정도가 보통이다.

전통적인 사우나는 너무 뜨거우니 당신에게 30분 동안 들어가 있으라고 조언할 생각은 없다. 적외선 사우나와 전통적인 사우나는 둘 다 좋은 방식이다. 둘 중 어디에 가든 기분이 좋아지고 생기를 얻는다. 다만 수분 섭취를 잊지 말아야 한다. 사우나를 하고 나면 물을 마시고, 마시고, 또 마셔라. 생수도 좋지만 전해질 보충제나 이온음료(당류가 적은 것)를 마시면 땀과 함께 빠져나간 미네랄을 보충할 수 있다.

사우나 방문을 생활의 일부로 만드는 것은 잠에 우선순

위를 부여하는 것과 비슷한 일이다. 사우나는 쉽고 무난한 일이면서 당신의 몸을 위한 현명한 선택이다. 가끔 몸 상태가 좋지 않을 때 사우나에 가면 도움이 된다. 감기 기운이 느껴지면 사우나에 가라. 몸의 심부체온을 끌어올리면 박테리아와 바이러스를 격퇴하는 백혈구의 생산이 활발해지고, 몸의 자연스러운 면역체계가 빠르고 강력하게 작동한다. 또 사우나는 근육통, 관절염 같은 염증과 스트레스를 완화하는 데 큰 도움이 된다. 당신의 몸을 위로하려면 탄수화물, 설탕, 알코올보다 사우나가 훨씬 좋은 방법이다.

적외선 사우나에 투입하는 시간은 친구와 술을 마시는 시간보다 길지 않다. 친구와 한잔하는 대신 함께 사우나에 갔다가 산책을 하면 어떨까? 이렇게 당신의 습관을 새로운 쾌락으로 대체해보라. 이렇게 복합적인 효과를 느끼고(또 즐기고) 나면 당신은 영양가 없는 습관들을 서서히 몰아내고 건강에 좋은 행동을 자주 하게 될 것이다.

약용버섯의 힘

사람들이 일제히 케일 소비량을 늘렸던 때를 기억하는가? 지금은 버섯 소비량을 늘릴 때다. 최근의 연구 결과에 따르면 영지버섯, 노루궁뎅이버섯, 차가버섯과 같은 약용버섯에 에르고티오네인ergothioneine과 글루타티온glutathione 같은 항산화물질이 다량 함유되어 있다. 에르고디오네인과 글루타티온은 면역체계를 활성화하고 알츠하이머병과 파킨슨병의 발병을 예방하는 효과가 있다고 한다. 특히 노루궁뎅이버섯은 기억력과 인지능력을 향상시킨다는 의미에서 '누트로픽nootropic'(흔히 '주의력 향상 약물'이라고 부른다-옮긴이)으로 분류된다.

약용버섯은 가루, 알약, 액상 등 다양한 형태로 구입할 수 있다. 어떤 형태든 효과는 있는 것 같다. 약용버섯을 처음 접하는 사람은 버섯차로 시작하기를 권한다. 가루를 물에 타서 차로 만들어 마시거나 수프, 스무디, 커피, 홍차, 녹차 등에 섞어 먹으면 된다.

버섯가루를 차로 마시면 흙과 비슷한 맛이 느껴진다. 어떤 것은 쓴맛이 강하고(영지버섯) 어떤 것은 쓴맛이 약하

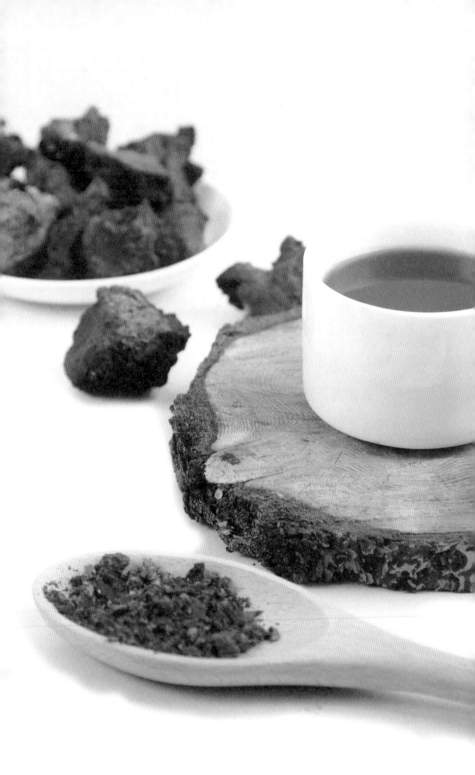

다(차가버섯은 바닐라와 비슷한 향이 나고 맛도 좋다). 하루에 버섯차 한두 잔을 마셔보라.

이렇게 여러 가지 약용버섯을 섞어 먹으면 다양한 버섯의 효능을 한꺼번에 누리기 때문에 효과가 더욱 강력해진다. 만약 장수와 노화 방지에 도움이 되는 버섯을 단 하나만 골라야 한다면 답은 영지버섯이다. 영지버섯은 면역체계를 지원하고 심혈관계를 튼튼하게 만든다. 또한 혈압을 낮추고 스트레스와 염증을 완화하며 암 예방에도 도움이 된다. 노루궁뎅이버섯은 기억력, 인지능력, 신경계의 기능을 향상시킨다. 나는 영지버섯과 노루궁뎅이버섯이 함께 들어간 혼합 제품을 추천한다.

요리나 샐러드에 신선한 유기농 버섯을 넣는 것도 좋은 방법이다. 표고버섯, 잎새버섯, 느타리버섯은 모두 약용으로서 건강에 이로운 식품이다. 다양한 버섯의 효능(버섯의 종류는 정말 많다)에 관해 자세히 알고 싶다면 웰니스 전문가 제니 상수시Jenny Sansouci가 집필한 《반역자의 약국The Rebel's Apothecary》이라는 훌륭한 책을 참조하라.

햇빛과 함께 하루를 시작하라

생체 리듬은 우리의 몸이 하루 24시간의 변화를 자연과 연동시키는 장치라 할 수 있다. 생체 리듬은 건강 관리에 도움이 된다. 그리고 우리는 독한 화학물질이 들어 있을 수도 있는 선크림으로 햇빛을 차단해야 한다고 알고 있지만, 사실 햇빛은 건강에 유익하다. 항상 뭔가를 발라서 햇빛을 막을 필요는 없다. 밖으로 나가서 얼굴에 햇빛을 느껴보고, 계절이 허락한다면 팔과 다리도 날마다 햇빛에 노출시켜라.

밤에 잠이 잘 오도록 하는 비결 중 하나는 자연광과 함께 하루를 시작하는 것이다. 당신의 방에 아침 햇빛이 저절로 들어온다면 당신은 운 좋은 사람이다. 방에 햇빛이 잘 들지 않는다면 아침에 일어나자마자 잠깐이라도 밖에 나가라. 아침 햇빛은 당신의 몸에 잠을 깨라는 신호를 전달하고, 수면 호르몬인 멜라토닌 분비를 중단하고, 당신의 생체시계를 조정해서 낮시간에는 활기를 얻고 밤에는 차분해지도록 해준다.

식사시간도 생체시계에 지대한 영향을 끼친다. 신체 대

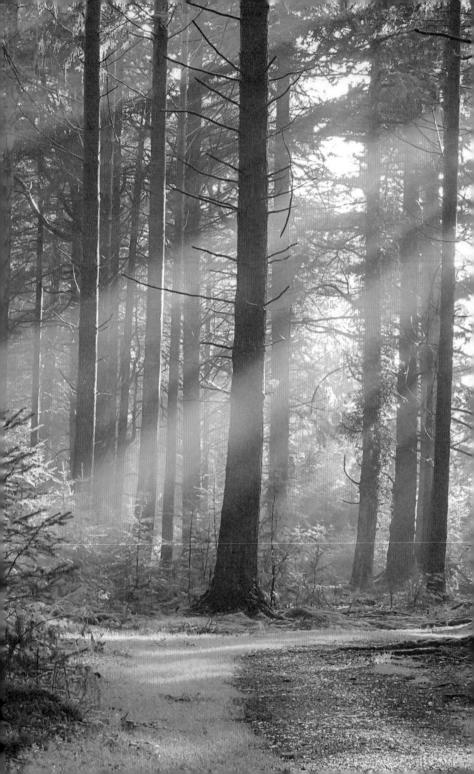

사의 리듬을 생각하면 가장 푸짐한 식사는 한낮에 해야 한다. 밤늦게 음식을 먹으면 당신의 몸은 낮시간(칼로리와 에너지가 필요한 시간)이라고 인식한다. 그러면 수면 호르몬 분비에 부정적인 영향을 주고, 밤에 잠이 잘 오지 않거나 밤새 잠을 설치는 등의 문제가 생긴다. 숙면을 취하지 못하면 당신의 몸과 뇌에 반드시 필요한 청소와 회복이 제대로 이뤄지지 못한다. 그 결과 당신은 앞에서 언급한 악순환에 빠져든다(찌뿌둥한 상태로 잠에서 깨어나고, 에너지를 얻기 위해 탄수화물을 섭취하고, 맑은 정신을 유지하기 위해 늦은 오후에 커피를 마시고, 밤에는 또다시 잠을 이루지 못하고……). 잠을 소중하게 여기는 것은 당신이 건강을 위해 할 수 있는 가장 중요한 일들 중 하나다. 낮의 햇빛과 밤의 어둠에 맞추는 생활은 자연에 순응하는 가장 기본적인 방식이며 건강에도 좋다.

잠자기 전, 나만의 리추얼 만들기

중년 이후에는 잠을 자는 시간과 잠에서 깨어나는 시간의 주기가 웰니스에 결정적인 영향을 준다. 수면의 양만 채우는 것이 아니라 질도 챙겨야 한다. 우리의 몸과 뇌에는 충분한 렘수면과 비렘수면이 필요하다. 깊은 잠은 비렘수면 주기의 일부다. 날마다 비슷한 시간에 잠자리에 들고 비슷한 시간에 일어나는 습관은 몸을 회복하는 수면 패턴의 정착에 도움이 된다. 주말에 조금 늦게 일어나는 정도는 괜찮지만 잠을 '보충'한다는 것은 실현 불가능한 개념이다. 당신의 몸은 날마다 회복이 필요하다. 주중에 하루 5시간 자고 일요일에만 오전 11시까지 늦잠을 자서는 곤란하다.

잠자리 의식도 도움이 된다. 성인들도 아이들과 마찬가지로 자기만의 루틴을 정해놓고 그에 따라 몇 가지 일을 하면 좋다. 일정한 순서로 진행되는 일들은 몸과 마음에 기어를 바꾸라는 신호를 보낸다. 하루를 마무리하고, 복잡한 생각을 털어버리고, 몸의 긴장을 풀기 위한 의식을 마련해두자.

TV를 보다가 지칠 대로 지친 몸뚱이를 질질 끌고 침대로 가지 말고, 천천히 여유 있게 분위기를 전환하라. 평소보다 1시간 일찍 잠자리에 들 준비를 하고, 그 시간 동안 진짜 회복이 되는 질 좋은 휴식을 취하라. 잠자리 의식에는 어느 정도 시간이 필요하다. 잠자리 의식은 서둘러 해치워야 하는 일이 아니며, 활동 상태에서 휴식 상태로 천천히 전환하는 과정이다. 당신에게 잘 맞는 계획을 세워보라. 다음의 예시에서 아이디어를 얻을 수 있을 것이다.

- 잠자리에 들기 1~2시간 전부터 조명을 어둡게 하라.
- 엡솜솔트 목욕으로 근육을 풀어줘라. 진정 작용을 하는 라벤더오일을 몇 방울 떨어뜨리면 좋다.
- 머릿속에 있는 생각들을 비워내고 뇌에 휴식을 선사하라. 할 일 목록을 작성하거나 일기를 써라. 분노나 원망 따위의 부정적인 감정을 쏟아내고 감사 목록을 만들어보라.
- 당신은 밤에 어떤 콘텐츠를 소비하는가? 어떤 사람들은 밤에 무시무시한 스릴러 영화를 보고도 금방 잠이 들지만 어떤 사람들에게는 그 긴장을 해소할 시간이 필요하다. 잠자기 전에는 십자말풀이, 청소년 소설(청소년 소설은 어른들도 읽을 수 있다), 잔잔한 시, 영혼을 울리는 에세이가 더 낫다. 당신에게 잘 맞는 콘텐

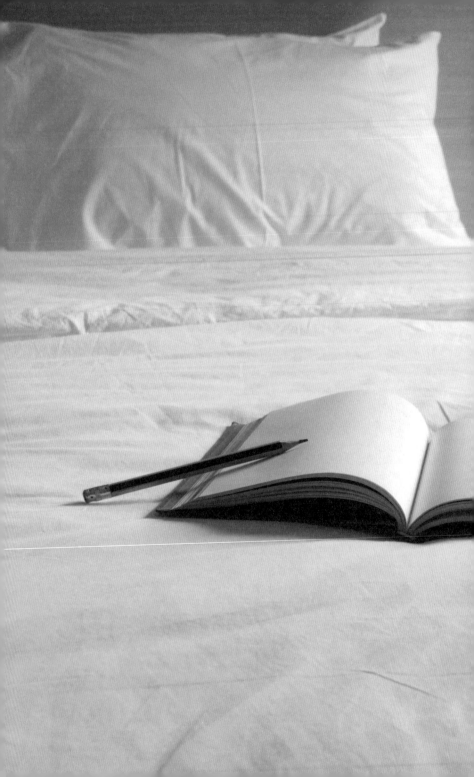

츠를 찾아보라.

- 머릿속을 비우기가 어려울 때는 차분한 음악을 듣거
나 백색소음 기계를 활용하라.

명상은 잠자리 의식으로 적합할 것 같지만, 명상을 하면
에너지가 높아진다는 사람이 많다. 그래서 우리는 잠자리
에 들기 전에 명상하는 것은 권하지 않는다. 하지만 호흡
법 연습은 괜찮다. 길고 편안하게 숨을 쉬는 데만 집중하
라. 천천히 1부터 4까지 세면서 숨을 들이마시고, 천천히
1부터 6까지 세면서 숨을 내쉰다. 이 호흡을 5~10분 동안
연습한 다음 긴장을 풀고 평소처럼 호흡하면 된다. 호흡이
'늘어나서' 더 완전하고, 더 길고, 더 쉬워졌다는 느낌을
받을 것이다.

푹 쉬고 차분한 상태를 유지하면 뭐든지 더 잘하게 된
다. 머리가 잘 돌아가고, 일도 잘되고, 스트레스를 잘 이겨
내고, 배우자 역할과 부모 역할도 잘하게 된다. 숙면은 면
역, 호르몬, 두뇌 활동 등 모든 신체 기능을 뒷받침한다.
기분 좋은 잠자리 의식은 당신의 밤시간에 쉽게 추가해서
큰 변화를 일으킬 수 있는 습관이다.

스트레칭과 물구나무서기

물구나무서기, 곧 몸을 거꾸로 세우는 동작은 노화를 늦춰준다. 물구나무서기를 하면 림프 배출이 개선되고, 기운이 솟아나고, 정신력이 강해지고, 기분도 좋아진다. 몸을 거꾸로 세우면 몸속 기관들이 약간 기울어지고 피가 거꾸로 흐르면서 평소에는 '영양분'을 많이 얻지 못하는 곳에서도 순환이 활발하게 일어난다. 뇌도 여기에 포함된다.

또 물구나무서기는 소화를 돕고 팔다리의 통증을 완화한다. 무엇보다 물구나무서기는 가장 건전하고 가장 자연스럽게 기분이 좋아지는 방법이다. 물구나무서기를 위해 반드시 지지대가 필요한 것은 아니다. 머리가 심장보다 낮아지는 자세라면 다 좋다(예컨대 선 채로 손을 발끝으로 가져가는 자세도 괜찮다). 하지만 지지대가 있으면 물구나무서기가 더 재미있고 오랫동안 거꾸로 서 있기도 더 쉬워진다.

요가용품 사이트에서 판매하는 '백벤더backbender'(후굴 동작을 보조해주는 받침대. '쿠룬타'라고도 함-옮긴이) 같은 도구는 심장보다 머리가 낮은 자세를 만들어줄 뿐 아니라 일하는 동안 몸의 앞부분이 경직되는 현상도 완화해준다. 백벤더는 당신의 몸을 살짝 받쳐주면서 엉덩이, 배, 가슴, 어깨 근육을 활짝 펴준다(노트북 컴퓨터를 켜놓고 구부정한 자세로 일할 경우 이 근육들에 부담이 많이 간다).

머리서기headstand 자세를 좋아하는 사람은 요가용품 사이트에서 판매하는 '물구나무서기 의자headstand stool' 같은 스툴형 받침대를 사용해도 된다. 물구나무서기 의자를 사용하면 머리가 눌리는 느낌 없이 물구나무서기 운동을 할 수 있다. 머리서기는 머리와 목이 아닌 두 팔로 체중을 지탱하는 동작인데, 받침대가 없으면 힘이 많이 든다(그리고 팔에 힘이 풀리면 목을 압박해서 부상을 입을 위험도 있다). 받침대로 부상을 예방하라.

이런 도구들은 갖춰두면 좋지만 꼭 필요한 물품은 아니다. 그냥 어릴 적 물구나무서기 연습을 하던 때처럼 침대 가장자리에 매달려도 된다. 똑바로 서서 앞으로 몸을 최대한 구부리는 동작도 거꾸로 서기에 해당한다. 바닥에(또는 침대에) 등을 대고 누워서 다리를 들어올려 벽에 기대는 동작도 좋다. 그 동작을 조금 변형해서 등을 대고 누운 채로 다리 아랫부분을 의자의 좌석 부분에 올려놓을 수도 있다. 퇴근해서 저녁식사를 하기 전에 집에서 하기에 좋은 운동이다. 이런 동작을 하면 기분이 좋아진다. 배우자와 함께 이 운동을 하면서 하루 동안 있었던 일을 이야기하면 두 발에서 압박감이 빠져나간다. 이 운동은 긴장을 해소하는 방법으로도 좋다.

큰 원칙은 기회가 있을 때마다 역스트레칭counterstrech을 하는 것이다. 물구나무서기도 역스트레칭의 일종이다. 역스트레칭이란 장시간 동안 정적인 자세로 있던 것을 상쇄하기 위해 그것과 반대되는 동작을 하는 것이다. 당신이 온종일 서서 일한다면 잠시 물구나무서기를 하라. 당신이 대부분의 시간을 키보드 앞에서 보낸다면 바닥에 누워 요가 블록이나 둘둘 말린 이불을 이용해 등을 활처럼 휘게 하는 동작을 하라.

몸 앞뒤의 근육을 반듯하고 튼튼하게 유지하면 통증이 사라지고 자세도 좋아진다. 나이가 들면 자세가 달라진다는 것은 누구나 아는 사실이다. 근육이 굳고 어깨는 둥글게 말린다. 하지만 그것이 불가피한 일은 아니다. 나이가 들면 뭐든지 그렇듯, 좋은 자세를 유지하기 위해 더 많은 노력이 필요할 따름이다. 자세에 신경을 써라(당신의 업무용 의자는 인체공학적으로 설계된 제품인가?). 자주 휴식하라(산책을 하고, 스쿼트를 하고, 두 팔을 크게 흔들어라). 아침부터 저녁까지 더 많이 움직이고, 스트레칭을 열심히 하고, 폼폴러로 근막을 이완하고, 신체를 단련하라. 그리고 늘 자세를 의식하고 있다가 몸이 구부정해지면 스스로 자세를 바로잡아라. 자세에 신경을 쓰는 것은 충분히 가치 있는 일이다. 건강한 자세와 가볍고 보기 좋은 걸음걸이만큼 당신을 젊어 보이게 하는 것은 없다.

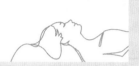

48세의 에린은 심한 피로 때문에 나를 찾아왔다. 에린은 좋은 음식을 먹고 운동을 하는데도 체중이 늘고 있었다. 집중이 잘 안 되고 자주 아프다고 했다. 감기에 걸렸다 나았다 싶으면 다시 감기가 찾아왔다. 직장에서 유행병에 걸린 사람이 있으면 어김없이 그 병에 걸렸다. 나를 처음 만났을 때도 에린은 코를 훌쩍이고 있었다. 눈이 충혈돼 있고 피곤해 보였다.

나는 에린에게 잠자리에 들기 전에 무엇을 하느냐고 물었다. 그녀는 주중에는 항상 늦게 잔다고 대답했다. 쌍둥이 아이들의 운동과 연극 연습 일정 때문에 저녁은 항상 늦게 먹었다. 에린은 아이들에게 잘 자라고 인사한 다음에 남편과 함께 TV를 봤다. 때로는 거실에서 그대로 잠들어버렸다. 소파에서 기절한 듯이 깊이 잘 때도 있지만, 그렇지 않을 때는 밤중에 소변을 보기 위해 깼다가 더듬더듬 위층으로 올라가서 침대에 누웠다. 보통 자정쯤에 그렇게 눕는다고 했다. 에너지가 없어서 섹스는 아예 못했다. 그래서 에린은 행복하지 않았고, 부부관계에 갈등이 생겼다.

나는 에린에게 저녁식사 시간을 앞당기고, 아이들이 잠들자마자 침대에 누우라고 충고했다. 아무리 늦어도 밤 10시에는 집 안의 화면을 모두 끄고 목욕을 하거나, 차분한 음악을 듣거나, 조명을 어둡게 해서 전환의 시간을 가져서 잠을 잘 자기 위한 준비를 하고 침대에서는 태블릿 PC를 사용하지 말라고 했다. 그리고 아침에 일어나면 햇빛이 비치는 곳으로 나가라고 했다. 그녀에게 아침에 햇빛을 쬘 방법이 있는지 물었더니, 사무실에서 조금 떨어진 곳에 차를 세워놓고 걸어가면 된다고 대답했다. 출근길에 걸어가는 시간을 늘리면 햇빛을 더 받을 수 있었다. 에린은 비타민D 수치가 낮은 상태였다. 나는 점심시간에 20분 동안 팔과 다리를 드러낸 채 햇빛이 비치는 곳에 앉아 있으라고 조언했다. 에린은 나의 조언에 따라 매일 일어나는 시간과 잠자리에 드는 시간을 일정하게 맞췄다. 침실은 아주 어둡게 바꾸고, 강아지가 침대에 올라오지 못하게 했다. 강아지가 움직일 때마다 그녀와 남편이 잠에서 깼기 때문이다. 마침내 에린은 하루에 7~8시간 잘 수 있었다.

에린은 충분히 쉬었다는 느낌을 받기 시작했다. 한 달이 지나고 나서 내가 그녀에게 추천해준 자가 건강진단용 스마트 기기를 확인해보니 수면 주기가 개선되어 있었다. 나는 면역체계를 강화하기 위한 비타민D 보충제를 처방했다. 에린은 낮시간에 햇빛을 최대한 많이 쬐려고 노력했다. 밤시간에 충분한 휴식을 취하니 에너지가 더 많아졌다. 이제는 남편과도 사이좋게 지내고 있다. 그리고 에린은 더 이상 직장에서 누군가가 재채기를 할 때마다 감기에 걸리지 않는다. 그녀는 더 튼튼해지고, 기운이 왕성해지고, 여러 면에서 건강해졌다.

생 각 해 볼 것 들

- 당신은 보통 하루에 몇 시간 자는가?

- 밤에 푹 잤다고 느끼는가?

- 주중에 자는 시간과 주말에 자는 시간이 많이 다른가?

- 잠을 자기 위한 준비를 어떻게 하는가?
  잠들기 직전에 보통 무엇을 하는가?

- 아침에 일어나면 상쾌하다고 느끼는가?

- 날마다 똑같은 시간에 에너지가 고갈되는가?

- 그 밖에 당신이 회복과 충전을 위해 매일 또는 매주 하는 일은 무엇인가?

3

어떻게
먹을까

음식의
질과 영양

과학으로 뒷받침되는 사실들을 찾아
음식의 질을 높이고 건강한 장 만들기

자연 상태에 최대한 가까운 음식을 먹어라

우리는 거의 항상 자연에서 얻은 신선한 음식만 먹어야 한다. 진짜 음식, 그러니까 냉장고에 넣지 않으면 금방 상하는 음식을 먹자. 상자와 캔, 밀봉된 비닐봉지에 담겨 나오고 오싹할 정도로 유통기한이 긴 식품들은 멀리하자. 사실 자연 그대로의 음식을 먹자는 것은 단순한 원칙이다. 그래도 이 원칙을 강조하는 것은 우리가 신경을 쓰지 않으면 정반대로 행동하기 십상이기 때문이다.

 '가공된' 식품이란 흔히 건강에 좋지 않은 음식으로 생각하는 정크푸드만을 의미하는 것이 아니다. 포장 용기에 담긴 음식, 영양성분 표시가 되어 있는 음식의 대부분은 가공식품이다. 우리가 평소에 먹는 음식 중에는 가공식품이 많다. 그런 가공식품을 멀리하고 자연에서 얻은 재료,

너무 말끔하게 다듬어지지 않은 재료, 방금 수확했거나 바다에서 막 건져 올린 재료로 만든 정말로 신선한 음식을 가까이하라. 최대한 자연에 가깝고 거주지에서 가까운 곳에서 생산된 재료로 음식을 만들어 먹어라.

보통은 음식 자체가 아니라 식재료를 키우는 방식이 문제다. 우리는 어떤 종류의 음식이든 간에 변형이 가장 적고 농약이 가장 적게 뿌려진 식재료를 사용해야 한다. 유기농 식재료를 선택하는 것은 중요한 일이다. 특히 어떤 작물들은 반드시 유기농을 선택해야 한다. 환경워킹그룹의 '소비자를 위한 시판 농약 안내'(EWG.org에 있다) 목록은 과일과 채소 중에 어떤 것이 농약에 심하게 의존하고 어떤 것이 농약을 덜 사용하는지 알려준다. 이런 목록을 참조해서 현명하게 선택하라.

생산자가 직접 판매하는 로컬푸드는 좋은 선택이다. 당신은 생산자들과 이야기를 나누면서 그들이 어떻게 농사를 짓는지 알아볼 수 있다. 그리고 로컬푸드는 운송 거리가 길지 않기 때문에 수확한 시간과 당신이 구입하는 시간이 별로 차이 나지 않는다.

변형이 많이 가해진 식재료를 먹을수록, 글리포세이트

glyphosate 같은 제초제와 유전자 조작과 항생제 주사에 노출된 식재료를 먹을수록, 정제된 음식이나 장기간 저장한 음식을 먹을수록 그 음식이 당신의 면역체계와 몸 전체에 문제를 일으킬 확률은 높아진다. 우리 주변에서 일상적으로 판매되는 식품은 상당수가 변형이 많이 가해진 것이다.

신선한 재료로 만든 음식은 당신의 몸에 필요한 미량영양소micronutrient(생명체의 기능을 위해 미량이시만 외부로부터 꼭 섭취해야 하는 물질-옮긴이)와 대량영양소macronutrient(생명체의 성장을 위해 많은 양이 필요한 물질-옮긴이)를 충분히 공급한다. 녹황색 채소, 콩류, 과일 같은 농작물만 신경 써야하는 게 아니다. 다른 종류의 식재료도 최대한 질 좋고 신선한 것을 골라야 한다. 생 견과, 목초를 먹인 닭에게서 얻은 달걀, 방사 사육하고 싱싱한 풀을 먹이고 항생제를 주입하지 않은 동물에게서 얻은 고기와 유제품을 선택하라.

날마다 식단에 탄수화물이 없는 채소와 갖가지 녹황색 채소를 아주 풍부하게 넣어라. 다양한 채소에는 각기 다른 영양소가 들어 있다. 당신에게 매일 아침 똑같은 음식을 먹는 습관이 있고 그렇게 먹는 것이 좋다면, 오후에는 여러 가지 음식을 섞어 먹어보면 어떨까? 자기가 사는 지역

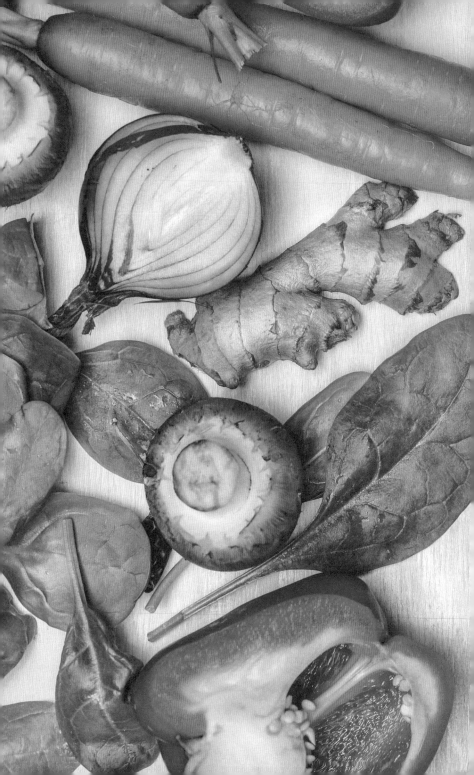

의 제철 음식을 먹는 것은 생각을 너무 많이 하지 않고도 다양한 영양소를 섭취하는 좋은 방법이다. 다양한 색깔의 음식을 골고루 먹는 것도 좋은 방법이다. 색소가 많이 함유된 채소에는 영양소도 그만큼 많다.

식품의 성분 표시를 읽고 재료를 꼼꼼히 따져보되, 당신이 구입하는 대부분의 식품에는 아예 라벨조차 없어야 한다. 포장용기에 적힌 문구 가운데 어떤 것들은 무의미하거나 오히려 더 나쁘다. '다이어트' '라이트' '저칼로리' '저지방' '저염' '천연' '무지방' '자연의 맛'은 무의미한 말이다. "심장이 튼튼해진다"고 홍보하는 시리얼에 속지 마라. 진짜로 심장을 튼튼하게 하려면 무엇을 해야 하는지 아는가? 시리얼을 먹지 않아야 한다. '설탕 무첨가'라는 표기는 보통 더 나쁜 것을 의미한다. 아스파탐aspartame 같은 인공감미료를 첨가했다는 뜻이기 때문이다. 감미료와 정제 탄수화물로 가득 채워진 가공식품에서 신경 써야 할 것은 '글루텐 프리'만이 아니다.

목초를 먹여 키운grass fed 가축과, 평생 목초만 먹여 키운 grass finished 가축의 고기, 자연산 생선, 신선한 유기농 채소, 가공하지 않은 견과류, 기름을 첨가하지 않은 버터, 콩류,

과일을 먹어라. 우유는 저지방 제품 말고 성분을 조정하지 않은 일반 우유를 먹어라. 지방이 그대로 담겨 있는 요구르트를 먹고, 화학물질이 가득한 '저지방' 가공 쿠키 대신 카카오가 최소 80퍼센트 함유된 품질 좋은 유기농 다크초콜릿을 먹어라. 마트에서 흔히 파는 땅콩버터와 단 하나의 재료(땅콩!)만 들어간 유기농 브랜드 땅콩버터를 비교해보라. 장보기 습관을 조금씩 바꿔야 한다. 우리는 브랜드에 충성하는 존재다. 그래서 우리의 부엌과 냉장고를 바꾸기 위해서는 의식적인 노력이 필요하다.

주말 동안 연습을 해보라. 신선한 채소, 무항생제 고기, 목초지에서 목초만 먹여 키운 닭에게서 얻은 달걀을 먹어라. 가끔 과일 한두 조각을 먹고, 정제 설탕과 곡물은 피하라. 당신이 상자, 비닐봉지, 캔을 얼마나 자주 집어 들려고 하는지를 관찰하라. 이틀 동안 당신 자신의 습관을 관찰해보면 많은 것을 알게 되고 동기 부여도 된다. 물론 살다 보면 꼭 신선한 식품을 구입할 수 없을 때도 있다. 하지만 그런 시기는 평상시가 아닌 예외가 되도록 하라.

탄수화물이 아니라 지방을 태우는 몸 되기

우리 대부분은 탄수화물에 적응한 상태다. 즉 우리의 몸은 탄수화물을 에너지원으로 사용한다. 하지만 탄수화물에서 얻은 에너지는 금방 정점에 도달하고 나서 갑자기 고갈된다. 그러면 몸은 빠른 에너지 충전을 간절히 원하게 되어 빵, 설탕, 파스타를 달라고 소리친다. 우리가 그런 음식을 먹으면 악순환이 반복된다. 몸은 영양가가 풍부하지 않은 음식을 갈구하고, 빠른 에너지 상승을 경험하고, 다시 고갈을 맛본다. 바람직한 생활이 결코 아니다. 그리고 45세가 넘으면 대다수 사람들은 탄수화물 불내성이 점점 강해지기 때문에 탄수화물 의존은 심각한 문제가 된다. 나이가 들면 몸이 탄수화물 대사를 예전처럼 효율적으로 해내지 못하기 때문에 당뇨에 걸릴 위험이 높아진다. 또 전분질 음식은 염증을 일으킨다(151쪽 참조). 그리고 놀랄 일도 아니겠지만 탄수화물 음식은 체중을 증가시키고, 특히 복부 비만의 원인이 된다.

해결책은 식습관을 바꿔서 몸을 지방에 적응시키는 것이다. 다시 말해 탄수화물을 에너지원으로 사용하기보다 지방을 에너지원으로 사용하는 습관을 들이는 것이다. 그런 습관을 들이려면 녹색 잎채소와 자연에서 얻은 건강한 지방, 일정량의 단백질을 먹고 탄수화물은 아주 소량만 섭취해야 한다. 견과, 샐러드, 달걀, 아보카도, 전분 없는 채소, 목초를 먹여 기른 육류, 기름진 생선을 먹어라.

건강한 지방, 그러니까 몸에 좋은 지방은 탄수화물보다 훨씬 나은 에너지원이다. 지방은 천천히 균일하게 연소된다. 그래서 지방을 에너지원으로 사용하면 오랜 시간 동안 에너지가 공급되며 혈당량도 일정하게 유지된다. 몸이 천연 지방에서 에너지를 얻을 때는 에너지가 치솟았다가 갑자기 고갈되는 일이 없다. 그래서 탄수화물 대신 지방에 몸을 적응시키면 삶이 바뀐다.

지방을 에너지원으로 사용하면 소식을 하기도 쉬워진다. 앞에서 강조했듯이 중년 이후의 건강한 삶을 위해 가장 중요한(정말로 가장 중요한) 변화가 바로 소식이다. 달콤한 음식과 탄수화물을 과잉 섭취하면 배고픔과 포만감을 조절하는 호르몬인 렙틴^{leptin}의 분비가 저하된다. 달콤한 음식과 탄수화물을 줄이면 당신은 더 일찍 포만감을 느낀다.

천연 지방이 풍부한 적은 양의 식사에 당신의 몸이 적응하려면 몇 주가 걸릴 것이다. 그러는 동안 당신은 확실한 변화를 느낄 것이다. 음식을 향한 갈망이 약해지거나 사라지고, 배가 덜 고프고, 하루 동안 에너지의 양이 일정하게 유지된다.

한 가지만 분명히 해두자. 탄수화물이 다 나쁘다는 이야기는 아니다. 사실 단백질이나 지방을 제외하고 나면 죄다 탄수화물이다. 우리의 조언은 빵, 파스타, 각종 과자, 쌀 등의 곡물, 감자, 옥수수 같은 정제 탄수화물과 전분질 탄수화물을 줄이라는 것이다. 당신이 자제력이 뛰어나서 전분 섭취량을 아주 소량으로 제한할 자신이 있는 것이 아니라면 날마다 전분을 식단에 넣지 말아야 한다. 하지만 연구 결과에 따르면 탄수화물에는 중독성이 있다. 탄수화물을 섭취할 때 우리 뇌에서는 마약을 복용할 때와 똑같은 화학물질의 일부가 분비된다. 그래서 파스타를 아주 조금만 먹는다는 것은 대단히 어려운 일이다(과학적 근거가 있어야만 알 수 있는 일은 아니겠지만!). 따라서 아예 당신의 식단에서 전분을 빼버리는 것이 더 쉽고 효과적인 방법이다. 눈에서 멀어지면 마음도 멀어지니까.

다음은 동기 부여를 위한 문장들이다. 이 중에 당신의 마음을 움직이는 문장이 있다면 그것을 보조 수단(아니면 주문처럼 외워도 된다)으로 잘 활용해서 저탄수화물 식단을 유지하라.

- 우리에게 필요한 영양분은 지방, 단백질, 채소에 있다. 전분질 탄수화물에는 없다.
- 탄수화물에 의존하면 혈당과 에너지량이 급격하게 오르내리기 때문에 불쾌하고 피곤해진다. 지방을 에너지원으로 삼으면 우리의 몸은 원활하게 작동한다.
- 정제 탄수화물과 전분질 탄수화물에는 칼로리만 있고 영양분은 없다. 딱 한 입을 먹더라도 영양가 있는 음식을 먹자.

오래된 습관은 바꾸기 어렵다. 어린 시절 우리 대부분은 저녁식사로 세 가지 음식(고기, 채소, 탄수화물)을 먹으며 자랐다. 그래서 세 번째인 탄수화물을 먹지 않으면 저녁식사를 한 것 같지가 않다. 우리가 발견한 효과적인 해결책은 탄수화물을 건강한 지방으로 대체하는 것이다. 아보카도 몇 조각, 저지방 가공을 하지 않은 허브 요구르트, 신선한 모차렐라 치즈 조금. 이렇게 저녁식사를 하면 탄수화물을 그리워하지 않게 된다. 콜리플라워 라이스나 으깬 콜리플라워를 곁들여도 좋다. 콜리플라워 라이스는 전분 같은 질감을 지니고 있지만 파스타나 쌀처럼 대사에 부정적인 영향을 끼치지 않는다. 아니면 곡물이 첨가되지 않은 아몬드 가루 파스타를 먹는 방법도 있다. 아몬드 가루 파스타는 병아리콩, 렌틸콩, 검은콩으로 만든 파스타보다 전분 함량이 적어서 좋다.

좋은 음식으로 하루 두 끼만

중년 이후에는 건강 측면에서 아침식사가 하루 중에 가장 덜 중요한 끼니라고 말할 수 있다. 앞에서 설명한 대로 짧은 단식을 하면 좋은 점이 많은데, 아침식사를 건너뛰면 짧은 단식을 쉽게 할 수 있다. 당신이 지금 단식을 하고 있지 않더라도 하루에 세 번보다는 두 번 식사가 유익하다. 음식을 적게 먹으면 몸에 부담이 덜 가고, 처리할 일이 적고, 소화와 분류에 에너지를 덜 쓰기 때문에 회복과 수선에 사용할 에너지가 확보된다. 또 짧은 단식은 몸에 '적당한 스트레스'를 줌으로써 긍정적인 호르메시스 효과를 발휘한다(작은 스트레스를 견뎌내면 우리의 몸은 더 튼튼해진다).

하루 두 끼 식사를 원칙으로 삼으면 몸에 부담이 덜 가고, 덤으로 자유롭게 쓸 수 있는 시간이 확보된다. 반드시 아침을 생략할 필요는 없다. 저녁식사를 건너뛰어도 무방하다. 중요한 것은 이른 아침 또는 늦은 밤이 아니라 열량의 상당 부분을 소모하는 일과시간에 음식을 섭취하는 것이다. 되도록 잠자리에 들기 3시간 전에 식사를 끝내라.

나이가 들면 생활 패턴이 바뀌기 때문에 하루 두 끼 식사라는 원칙을 지키기가 쉬워진다. 당신이 부모라면 자녀가 성인이거나 10대일 경우 각자의 계획표대로 생활할 테니 하루 세 번 꼬박꼬박 식사를 챙기지 않아도 된다. 그러면 당신 자신에게 필요한 생활방식을 채택하기가 조금 더 쉽다.

하루 두 끼 식사는 아주 엄격하게 지켜야 하는 원칙은 아니다. 식사는 가족의 생활이나 사교활동의 중심으로서

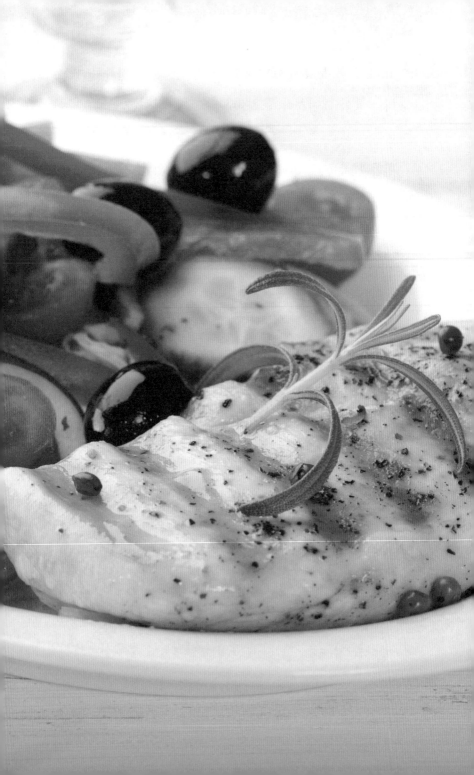

매우 중요하다. 앞서 말한 대로 사랑하는 사람들과 함께하는 식사는 영혼에 영양분을 공급하며, 건강하게 나이 드는 데 필요한 일이다. 따라서 하루 두 끼가 고정불변의 법칙은 아니지만 하루 두 끼를 기본 원칙으로 설정하는 것이 바람직하다.

또 하나의 중요한 원칙은 식사량이다. 미국은 어디서나 음식을 잔뜩 내놓는 나라다. 미국인의 식사량은 통제 불능이다. 설령 당신이 하루에 두 끼만 먹고 있더라도 식사량이 적고 영양분은 충실하게 유지되도록 신경 써야 한다. 참신하지는 않지만 작은 그릇을 사용하는 것은 효과적인 방법이다. 커다란 저녁식사용 접시는 창고에 깊숙이 넣어두고 '샐러드' 접시를 꺼내오자. 그릇이 작아지면 자연히 식사량도 줄어들어 몸에 이롭다. 배가 꽉 찰 때까지 먹지 말고 배고픔이 달래질 때까지만 먹어라. 그리고 한 그릇 더 먹기 전에 잠시 쉬어라. 외식할 때도 소식과 영양에 신경 써야 한다. 식당에서는 동행한 사람과 음식을 나눠 먹거나, 본요리가 아닌 애피타이저를 주문하라. 당신 앞에 음식이 가득 담긴 커다란 접시가 놓여 있다면 절반만 먹고 나머지는 포장해 와서 다음 날 먹어라.

소식을 하면서 당신의 기분이 어떤지 살펴보라. 아마도 몸이 가볍고 에너지가 차오르는 느낌을 받을 것이다. 그리고 앞 장에서 설명한 대로 단순히 음식 섭취량만 줄여도 건강이 개선된다.

음식만 문제가 아니다, '기름'을 확인하라

요리에 많이 사용되는 기름 중 일부는 우리의 시스템을 망가뜨린다. '식물성'으로 불리는 이 기름들은 매우 해로운데 아주 많은 음식에 들어간다. 당신의 회사 근처 식당에서 점심에 나오는 먹음직스러운 군만두, 건강을 생각하는 패스트캐주얼fast-casual(패스트푸드처럼 빠르면서도 건강한 음식을 제공한다는 뜻-옮긴이) 음식점에서 파는 스테이크 부리토, 고급스러운 프랑스식 레스토랑에서 판매하는 감자 튀김에 그런 기름이 들어간다.

문제가 되는 기름 중 하나가 카놀라유다. 사람들은 포화지방이 적게 들어 있다는 이유로 카놀라유가 건강에 좋은 기름이라고 착각한다. 사실 카놀라유는 몸에 해롭다. 홍화

씨유, 해바라기씨유, 콩기름, 옥수수기름, 그리고 '식물성'
이라는 이름이 붙은 다른 모든 기름은 몸에 해롭다(식물성
기름에는 식물이 안 들어간다). 이 기름들은 모두 여러 번
정제되었고, 유전자조작을 거쳤으며, 오메가6(오메가6는
몸에 좋지 않다) 함유량이 높다. 이런 기름을 가열하면 반
응성이 높은 불안정한 분자들이 방출된다. 이 작은 입자들
이 혈관으로 들어가 염증을 일으키고, 신체 내부를 마모시
키고, 신체 기관의 노화를 앞당긴다. 캘리포니아대학교의
최신 연구에 따르면 미국에서 가장 널리 사용되는 식용유
인 콩기름은 뇌에 유전적 변형을 일으킨다.

집에서 실천하기 쉬운 수칙이 있다. 식물성 기름과 씨앗
기름을 절대로 사용하지 마라. 다른 선택의 여지가 꽤 많
다. 이미 알고 있겠지만 가장 좋은 기름은 건강을 증진하
는 물질인 폴리페놀이 다량 함유된 엑스트라버진 올리브
유다. 올리브유는 질 좋은 제품을 구입하라. 지금까지 슈
퍼마켓의 올리브유 진열대에 놓인 제품들 중에는 엉터리
가 많았다. '유기농'이라는 단어와 마찬가지로 고품질 엑
스트라버진 올리브유를 가리키던 용어들('1차 압착' '이
탈리아산')은 이제 믿을 수 없고 별 의미도 없다. 평판 좋

은 브랜드 제품을 구입하고, 신선도에 초점을 맞추고, 날짜를 확인하라. 올리브유는 짙은 색 유리병에 담겨 있어야 하며(햇빛을 받으면 산패된다) 18개월 이상 지난 제품은 사용하지 말아야 한다. 올리브유도 부패 가능한 제품으로 생각하고 3~4주 안에 한 병을 비워라.

어떤 사람들은 엑스트라버진 올리브유가 발화점이 낮기 때문에 요리에 적합하지 않다고 생각한다. 그러나 잘못된 상식이다. 올리브유의 발화점이 낮은 것은 사실이지만 열을 가했을 때 기름의 영양분이 파괴되더라도 폴리페놀이 이를 보완해준다. 특히 가열하지 않은 올리브유는 건강에 좋다. 그러니 샐러드, 수프, 고기 등 모든 음식에 올리브유를 넉넉히 뿌려 먹자.

올리브유 외에 내가 요리용으로 추천하는 식물 기반 오일로는 아보카도오일, 버진 코코넛오일(표백하지 않고 '향을 첨가하지 않은' 제품), 그리고 비정제 팜유가 있다. (팜유 업계의 일부 기업들이 열대우림을 파괴했다는 사실은 언급하고 넘어가야겠다. 조금만 검색해보면 윤리적으로 생산한 팜유를 찾아낼 수 있다.)

그리고 당신은 믿지 않을 수도 있지만, 나는 동물성 지방을 요리에 사용하는 것에도 찬성한다. 물론 그 동물은 목초지에서 동물복지 방식으로 사육되었고 항생제 주사를 맞지 않았어야 한다. 양질의 동물성 지방은 포화지방이므로 열을 가해도 산화하지 않는다(따라서 염증을 일으키지도 않는다). 양질의 동물성 지방을 요리에 사용하면 건강에 좋다. 좋은 동물성 지방으로는 목초우유 버터, 돼지기름lard, 소기름beef tallow, 오리와 거위에서 얻은 기름(아주 진하고 향미가 우수하다), 그리고 기ghee 버터(기는 우유에서 단백질을 제거하고 가열 후 분리해서 만든 정제 버터의 일종이다)가 있다.

당신이 직접 음식을 준비한다면 건강한 기름만 사용하는 일이 그리 어렵지 않다. 문제는 식당에 가서 음식을 먹을 때나 간식을 먹을 때 나쁜 기름을 피하기가 어렵다는 것이다. 식당에서는 당신이 먹고 있는 음식이 무엇으로 만들어졌는지 알 수 없으므로 대부분의 음식은 문제 있는 기름을 사용해서 조리된 것이라고 가정해야 한다. 외식을 할 때 나쁜 기름을 피하는 방법 중 하나는 아예 식용유를 사용하지 않는 음식을 주문하는 것이다. 데친 채소, 오븐에 구운 닭고기, 초밥, 스테이크, 샐러드(올리브유와 식초 드

레싱을 뿌린) 같은 음식을 선택하면 된다.

개별 포장된 간식류는 대부분 카놀라유처럼 염증을 유발하는 식물성 기름으로 만들어진다. 간식을 먹지 말아야 할 이유가 하나 더 늘어난 셈이다. 크래커, 프레젤, 감자칩의 성분표시를 읽어보라. 장담하건대 당신은 나쁜 기름(다시 정리하면 카놀라유, 홍화씨유, 해바라기씨유, 콩기름, 옥수수기름, 식물성 오일이다)을 하나도 포함하지 않은 제품을 찾지는 못할 것이다. 이런 간식은 생략하고 진짜 음식을 더 많이 먹어라. 생 견과, 베리 한 줌, 과카몰리, 신선한 후무스hummus와 채소. 이 정도면 감이 잡히지 않는가?

달걀은 천연 복합비타민이다

달걀에 관한 부정적인 이야기들을 믿지 마라. 신선한 고품질의 달걀은 단백질, 천연 지방, 비타민, 미네랄의 훌륭한 공급원이다. '수퍼푸드superfood'라는 말은 지나치게 부풀려진 용어지만 달걀은 실제로 수퍼푸드로 불릴 자격이 있다. 달걀에는 콜린choline(뇌의 건강을 위해 꼭 필요한 성분이지만 채식 위주의 식사를 하면 결핍되기 쉬운 성분), 눈 건강을 지켜주는 루테인lutein, 제아잔틴zeaxanthin과 같은 핵심 영양소가 많이 들어 있다. 특별한 경우가 아니라면 품질 좋은 달걀을 하루 두 개씩 섭취하는 것이 좋다.

가격이 비싸더라도 당신이 구할 수 있는 가장 좋은 달걀을 구하라. "호르몬제를 주입하지 않고 목초지에서 기른"이라는 문구가 들어간 제품을 찾으면 된다(예전에는 '방목free range'이라는 단어가 중요했지만 요즘에는 별 의미가 없다). 현재로서는 이것이 영양분을 제대로 공급받으면서 자란 닭이 낳은 달걀을 구할 확률이 가장 높은 방법이다.

달걀은 삶아 먹거나 수란으로 만들어 먹는 것이 최상이지만 질 좋은 버터, 올리브유, 다른 건강한 천연 지방을 사용해 스크램블이나 프라이를 만들어 먹는 것도 괜찮은 방법이다. 외식을 할 때는 달걀 요리에 사용되는 지방이 가장 좋지 않은 지방이라고 가정하는 것이 안전하다. 카페에서 아침식사를 할 때는 삶은 달걀이나 수란을 주문하라.

달걀은 품질이 매우 중요한 만큼, 거주지와 가까운 곳에서 생산되는 달걀을 구입하라. 최고의 선택은 생산자와 대화를 나눌 수 있는 농산물 직거래 장터다. 슈퍼마켓에서 달걀을 구입할 때는 호르몬제를 주사하지 않고 목초지에서 기른 닭이 낳은 지역 브랜드를 선택하라. 좋은 달걀은 냄새가 좋고 묵직하며 노른자가 주황에 가까운 노랑색을 띤다. 좋은 달걀은 보기만 해도 금방 안다.

육류와 치즈는 줄이고 견과와 콩은 더 많이

최근의 연구에 따르면 나이가 들수록 단백질을 얻는 통로를 동물에서 식물로 전환해야 한다. 그 이유는 영양분을 감지하는 장수 유전자인 AMPK와 mTOR 때문이다. mTOR은 세포의 성장과 증식을 비롯한 여러 가지 세포 기능을 조절한다. 성장기에 있는 젊은 사람들이나 몸이 재생산을 하고 있는 사람들에게 mTOR은 이로운 작용을 한다. 하지만 중년 이후에는 세포 증식을 촉진할 필요가 없다 (암도 세포 증식의 일종이다). 중년 이후의 목표는 mTOR을 억제하는 것이다. 동물성 단백질, 특히 붉은 살코기에는 mTOR을 자극하는 류신leucine 같은 분자사슬 아미노산이 다량 함유되어 있다. 식물성 단백질은 분자사슬 아미노

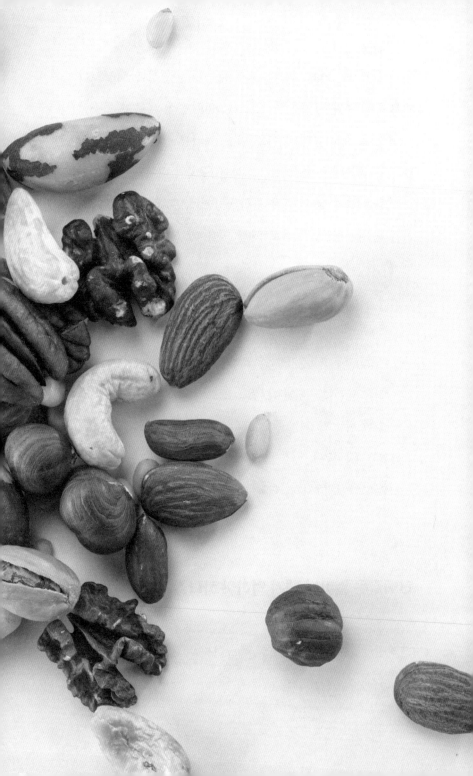

산을 많이 함유하고 있지 않기 때문에 동물성 단백질보다 mTOR을 적게 자극한다. 또 mTOR은 몸이 세포를 청소하는 자가포식 기능을 떨어뜨린다. 그러므로 당신은 식물성 단백질을 늘리고 육류와 유제품을 줄여야 한다.

다음은 식물성 단백질을 섭취하기 좋은 음식들과, 각각을 1회 제공량(괄호 참고)만큼 먹을 때 섭취할 수 있는 단백질 양이다.

- **렌틸콩, 병아리콩 등의 콩류**: 8g (익힌 상태로 1/2컵)

- **아몬드, 호두, 해바라기씨 등의 견과와 씨앗**: 5g (1/4컵)

- **템페**Tempeh(인도네시아의 콩 발효식품): 20g (80~100g)

- **견과류 버터**: 8g (2큰술)

- **콩 단백질 파우더**: 15g (20g)

- **햄프 단백질 파우더**: 15g (30g)

단백질은 얼마나 챙겨 먹어야 하나?

단백질에 관한 설명은 조금 복잡하다. 나이가 들면 우리에게 필요한 영양소도 바뀌는데, 우리의 머릿속에는 단백질을 많이 섭취할수록 좋다는 고정관념이 박혀 있기 때문이다(고단백 저탄수화물 식단이 체중 감량에 효과적이라는 사실은 누구나 안다). 하지만 45세에서 65세 사이에는 단백질에 열광하기보다는 고기와 유제품을 줄여야 한다. 이 연령대의 체중 68킬로그램인 사람에게 하루에 필요한 단백질은 약 55그램이다. 대부분의 사람은 별다른 노력을 기울이지 않아도 이 정도는 섭취할 수 있다.

65세가 넘으면 단백질은 아주 중요해진다. 65세 이후 당신의 몸은 '근감소증 sarcopenia' (근육량이 지나치게 감소하는 증상)과 싸우기 위해 단백질을 더 많이 필요로 한다. 근육량 감소는 인생의 자연스러운 과정이다(근감소증에 관해서는 168쪽 참조). 따라서 65세 이후에는 단백질 섭취량을 25퍼센트 정도 늘려야 한다. 65세 이상이고 체중이 68킬로그램인 사람은 하루에 70그램의 단백질을 목표로 삼아야 한다. 적정량의 단백질을 섭취하고 근력 강화 운동을 열심히 하면 근육량 감소를 최소화하는 데 도움이 된다.

더 일찍, 그러니까 45세와 65세 사이에 단백질 섭취량을 늘리면 도움이 될까? 아니다. 만약 당신이 대부분의 사람과 마찬가지로 고기와 유제품에서 단백질을 얻는다면 오히려 단백질 섭취를 늘리지 않는 편이 낫다. 118쪽에서 설명한 대로 동물성 단백질에는 다른 문제가 있다. 당신의 몸이 생산 태세에서 보존 태세로 전환(이 전환은 45세 전후로 이뤄진다)한 뒤에 동물성 단백질을 과다 섭취하면 당신이 성장하기를 바라지 않는 것들이 성장할 수도 있다.

결정적인 전환점은 65세 전후다. 65세부터는 당신에게 필요한 단백질의 양을 채우기 위해 그전보다 많은 양의 동물성 식품을 먹어도 좋다. 이때는 단백질 섭취가 정말 중요하다.

달걀과 고기는 생산지를 따져라

건강하게 잘 키운 동물에게서 얻은 천연 지방은 우리의 몸에 훌륭한 연료를 제공한다. 나는 적절한 환경에서 생산된 소량의 육류를 섭취하는 데 찬성한다. 문제는 대부분의 동물성 식품이 심하게 오염되어 있다는 것이다. 밀집형 가축 사육시설CAFO에서는 비좁고 비위생적인 환경에서의 감염을 예방하기 위해(그리고 살을 찌우기 위해) 동물들에게 항생제 주사를 놓는다. 만약 당신이 밀집형 가축사육시설에서 생산된(공장식으로 생산된) 고기를 먹고 있다면 항생제도 함께 먹는 셈이다. 항생제는 당신의 마이크로바이옴을 망가뜨린다. 그리고 고기 생산자들은 대부분 소에게 풀 대신 옥수수를 먹인다. 옥수수가 풀보다 싸기 때문이다. 소는 반추동물이라서 풀을 먹어야 한다. 옥수수를 먹여 키운 소에게서 얻은 스테이크 한 조각을 먹을 때 당신의 지방 분포는 엉망이 된다. 건강한 지방을 해로운 지방으로 전환한 셈이기 때문이다. 밀집형 가축사육시설에서 생산한 생선, 유제품, 달걀 역시 똑같은 문제를 안고 있다. 그래서 우리는 목초를 먹여 키운 고기 또는 목초만 먹여 키운 고기를 구입해야 한다('목초만 먹여 키운grass-finished'은 비판적인 의미가 담긴 용어다. '목초를 먹여 키운grass-fed'이라는 용어를 사용할 수 있는 조건에 관한 규제가 불충분하기 때문이다. 단 1주일만 소에게 목초를 먹이고 나서 옥수수를 먹인 경우는 어쩔 것인가?). 닭과 달걀을 구입할 때는 '목초지에서 키운'이라는 문구가 있는 것을 찾아보라. 또 하나의 방법은 앞에서 소개한 대로 동물을 직접 키운 생산자들과 대화를 나눌 수 있는 직거래 시장을 이용하는 것이다. 소고기, 닭고기, 돼지고기, 양고기는 모두 생산지를 따져보고 최대한 좋은 제품을 구입해야 한다.

당신의 거주지 부근에 목초지에서 키운 고기, 풀을 먹여 키운 유기농 고기, 자연산 생선을 판매하는 곳이 없다면 온라인 주문도 가능하다. 음식 섭취량을 늘리지 않고 단백질 섭취량만 늘리고 싶다면 사골국이나 콜라겐 파우더를 이용할 수도 있다(콜라겐 파우더는 소의 힘줄과 인대, 생선 껍질 등을 분쇄한 것으로, 우리의 힘줄과 인대를 튼튼하게 해준다). 육류 중에서도 내장육(간, 혀, 췌장 등)은 특히 영양가가 풍부하다. 당신이 내장을 좋아하는 사람이고 괜찮은 판매처를 알고 있다면 반드시 내장을 챙겨 먹어라. 그 밖에 동물성 단백질을 얻기에 좋은 식품들과, 각각을 1회 제공량(괄호 참고)만큼 먹을 때 섭취할 수 있는 단백질 양을 소개한다.

- **목초를 먹여 키운 소고기**: 30g (180g)
- **목초지에서 키운 닭 또는 칠면조 고기**: 30g (100g)
- **내장**: 20g (100g)

- **자연산 생선**: 25g (100g)

- **목초지에서 키운 달걀**: 6g (1알, 50g)

- **콜라겐 파우더(소)**: 18g (20g)

- **콜라겐 파우더(어류)**: 11g (13g)

- **사골국**: 6g (240ml)

좋은 소금, 나쁜 소금

소금이 나쁘다는 설도 많지만 소금에는 우리 몸에 꼭 필요한 필수 미네랄이 함유되어 있다. 표백해서 구운 정제소금(맛소금)과 포장 식품에 들어 있는 가공 처리되어 미네랄이 빠져나간 소금은 되도록 피하라. 히말라야 핑크 소금이나 미국 유타주에서 생산되는 레드먼드 소금Redmond salt처럼 정말 좋은 비정제 결정 소금은 몸에 좋을 뿐 아니라 반드시 필요하다. 요즘에는 바다에서 얻은 소금보다 산에서 채취한 소금이 인기를 끈다. 최근에 바다 소금에서 미세플라스틱이 발견되었다는 연구 결과가 나왔기 때문이다.

양질의 소금은 우리 몸의 각종 기능 수행을 돕는 80종

이상의 지시원소trace mineral를 함유하고 있다. 때로는 좋은 소금이 건강 문제의 해결책이 된다. 만약 당신이 운동할 때 어지럽거나 기절할 것 같다면, 또는 혈압이 아주 낮거나 머리가 멍하다면 좋은 소금이 더 필요할지도 모른다. 항상 피로를 느낀다면 소금 1/2 작은술과 물 한 잔이 해결책일 수도 있다. 때로는 근경련의 원인이 염분 부족일 때도 있다. 땀을 많이 흘리는 사람은 소금(그리고 마그네슘)을 더 많이 섭취해야 한다. 좋은 소금은 부신에도 이롭다. 그리고 소금이 심장에 좋지 않다는 것은 근거 없는 말이다. 당신이 몸에 집어넣거나 바르는 모든 제품은 생산지와 품질을 따져야 한다. 예산의 범위 내에서 최고로 좋은 산 소금(히말라야 소금은 구하기 쉽다)을 구입해서 아낌없이 사용하라. 만약 고혈압이라서 염분을 줄여야 하는 처지라면 가공식품과 맛소금을 줄이고 집에서는 히말라야 소금만 먹어라.

당은 어디에나 있다, 숨은 당을 조심하라!

당신도 알다시피 꼭 설탕만 당이 아니다. 꿀, 아가베 시럽, 화이트와인, 바나나, 포도도 당이다. 파스타, 감자, 빵, 옥수수 같은 전분질 탄수화물도 당이다. 그리고 당신의 몸 안에서는 어떤 당이든 큰 차이가 없다. 따라서 당신이 섭취하는 당분의 총량에 주의를 기울여야 한다.

숨어 있는 당분 섭취량을 줄이고 싶다면 우유 대용 음료를 고려해보라. 우유 대용으로 마시는 오트밀크는 훌륭한 식품으로 알려져 있지만 잘 따져보고 섭취해야 한다. 널리 알려진 제품인 오틀리Oatly의 경우 초콜릿맛 제품에는 1회 음용량(250ml) 기준으로 당이 19그램, 탄수화물이 25그램이나 함유되어 있다. 만약 당신이 유제품을 소화하지 못하는데 그래도 커피에 뭔가를 넣어 마시고 싶다면, 코코넛밀크 또는 카라기난carrageenan 무첨가 아몬드밀크 같은 무가당 우유 대용 음료를 마셔라. 카라기난은 점도를 높여주는 물질인데 어떤 사람들에게는 알레르기 반응을 일으킨다.

커피전문점이나 패스트푸드점에서 판매하는 병에 든 음료에는 설탕이 엄청나게 들어간다. 이런 음료가 당신 삶의 일부가 되어서는 안 된다. 이른바 '에너지 음료'는 음료 중에서도 최악이다. 게토레이Gatorade 한 병(600ml)에는 설탕이 39그램 들어 있고 비타민워터Vitaminwater 한 병(500ml)에는 설탕이 23그램 들어 있다. 앞에서 설명한 대로 에너지 음료는 절대로 가까이하지 마라. 최근에는 에너지 음료가 혈압을 상승시킨다는 연구 결과까지 나왔다. 플라스틱 병에 담긴 아이스티에도 설탕이 잔뜩 들어 있다. 병에 담긴 음료를 꼭 구입해야 한다면 무조건, 무조건, 무조건 물을 선택하라.

채소 중에도 당분이 많은 것들이 있지만 그것까지 걱정할 필요는 없다. 당근이나 비트 같은 달콤한 채소는 당분과 함께 섬유질을 제공한다. 섬유질이 많은 음식은 포만감을 주기 때문에 과식할 우려가 없다. 그 채소에 들어 있는 당을 지나치게 많이 섭취하기 전에 이미 욕구가 채워진다. 과일주스와 대부분의 채소주스가 문제되는 이유가 여기에 있다. 과일과 채소는 되도록 생으로 먹는 것이 좋다. 사과를 그대로 씹어 먹으면 섬유질을 많이 섭취하게 되고, 그 섬유질은 사과에 함유된 과당의 흡수를 늦춰주고 포만감을 준다. 쉬운 규칙을 정해놓자. '과일은 마시지 않고 먹는다.'

질 좋은 차가 면역력을 높여준다

커피와 차를 나란히 놓고 보면 확실한 승자가 있다. 커피는 괜찮은 음료다. 커피는 대부분의 사람에게 해롭지 않으며, 폴리페놀을 소량 함유하고 있으므로 몸에 조금 이롭다. 하지만 좋은 차는 굉장한 힘을 발휘한다. 질 좋은 홍차와 녹차에는 폴리페놀이 풍부하다. 폴리페놀은 중요한 장수 유전자의 경로를 활성화하고, 손상된 세포를 회복하며, 면역력을 높여주고, 염증을 완화한다. (홍차와 녹차의 차이는 찻잎을 수확하는 시기와 발효 여부다.)

차는 유기농으로 구입하라. 일반적으로 차는 농약을 많이 뿌리는 작물이기 때문이다. 그리고 차를 하루에 두 잔에서 네 잔 정도 즐겨보라.

커피는 어떨까? 카페인이 밤잠에 영향을 끼치지 않는다면 하루 한두 잔의 유기농 커피는 나쁘지 않다. 그러나 커피를 마셔서 잠을 잘 못 잔다면 커피는 포기해야 한다. 당신은 카페인이 당신의 수면을 방해하고 있다는 사실을 모를 수도 있다. 당신은 오후에 커피를 마셔도 밤에 쉽게 잠드는 사람인가? 그렇더라도 실제로는 당신의 수면 사이클

(특히 깊은 잠)이 망가져 있을지도 모른다. 카페인을 끊어보면 그 영향을 제대로 파악할 수 있다.

물론 차와 커피는 둘 다 당분을 운반하는 통로가 될 가능성이 있는데, 그렇게 되지 않도록 해야 한다. 당신이 차와 커피에 설탕이나 꿀을 넣어 마신다면(몸속에서 설탕과 꿀은 동일한 작용을 한다) 매주 설탕의 양을 절반으로 줄여나가다가 나중에는 아예 끊어라. 아니면 설탕 대신 스테비아나 나한과를 사용하라.

커피나 차에 무가당 견과류 우유를 소량 넣어 마시는 것은 괜찮다. 그리고 유제품을 잘 소화하는 사람은 크림을 넣어 마셔도 된다. 유제품을 사용하려면 우유보다는 크림 또는 하프앤드하프half-and-half(우유와 크림을 반씩 섞은 제품-옮긴이)가 낫고, 저지방 우유보다는 일반 우유가 낫다. 지방이 많은 제품일수록 당 함량이 적다(그렇다, 지방은 더 많다. 하지만 우리는 좋은 지방보다 설탕이 훨씬 걱정된다).

MCT오일도 한번 사용해보라. MCT오일에 대해 잘 모르는 사람을 위해 설명하자면 MCT오일은 코코넛오일에서 추출한 지방이다(다른 오일에서도 MCT오일을 얻을 수 있지만, 우리가 매장에서 구입하는 MCT오일은 대부분 코코넛오일에서 추출한 제품이다). MCT오일은 다른 지방들과 달리 분해해서 소화할 필요가 없는 건강한 지방이다. MCT오일은 혈관으로 바로 흡수되어 금방 뇌에 도달한다. 진짜 에너지 음료를 원한다면 MCT오일을 당신의 커피에 붓고 휘저어라. 맛은 별로지만 기름기를 느낄 수 있다. 여기에 당이 첨가되지 않은 아몬드밀크나 코코넛밀크를 넣어 마셔도 된다. 이때 우유거품기로 거품을 내주면 더 풍부하고 크림 같은 음료가 된다. MCT오일과 카페인을 함께 섭취하면 효과가 배가되어 머릿속이 맑아지는 것을 느낄 수 있다. 이런 음료와 함께 하루를 시작하는 것도 좋은 방법이다.

인조고기, 너무 믿지 말 것

대체육의 상당수는 정크푸드에 가까운 음식이다. 가공을 많이 거쳤고 의심스러운 재료가 잔뜩 들어갔기 때문이다. 유전자 변형 콩, 카놀라유, 해바라기씨유, 이스트 추출물,

정체가 불분명한 '향', 변성 전분······. 수상한 재료의 목록은 끝이 없다. 어떤 경우든 가공식품은 결코 좋은 선택이 못 된다. 무조건 자연 상태에 가까운 음식을 먹는 것이 낫다.

'식물성plant-based'은 상업적으로 변질된 용어들 중 하나다. 인조고기 업체들은 '식물성'이라는 용어를 훔쳐가서 무의미한 말로 만들었다(원한다면 초콜릿바도 '식물성'이라고 부를 수 있다). 그래도 인조고기를 먹겠다면 최대한 재료의 가짓수가 적고 카놀라유나 유전자변형식품이 들어가지 않은 제품을 선택하라. 뉴욕의 유명한 채식 버거인 '임파서블버거Impossible Burgers'의 현재 제조 레시피를 살펴보면 당신이 섭취하지 말아야 하는 성분이 많이 들어 있다. 대체육 산업은 점점 커지고 있고 제품의 가짓수도 많아질 것이다. 그러니까 성분 표시를 꼼꼼하게 읽고 나서 신중하게 선택하라. 당신이 먹는 음식에 대해 스스로를 속이지 마라. 인조고기는 밀집형 가축사육시설에서 생산된 고기보다는 나을지 모르지만, 인조고기 중에 가장 좋은 제품이라고 해도 가공이 많이 된 식품이므로 검증된 생산지에서 풀을 먹여 키운 깨끗한 고기를 구입해서 집에서 만든 요리만큼 좋을 수는 없다. 집에서 만든 렌틸콩 요리 한 접시가 인조고기 요리보다 훨씬 낫다.

식생활 전반에 똑같은 규칙을 적용해보라. 자연 그대로의 음식을 먹고, 가공 처리된 모든 식품에 의심의 눈길을 보내라. 특히 '건강한 대체식'으로 홍보되는 제품은 쉽게 믿지 말아야 한다.

모순과 갈등 속에서 음식을 대하는 최선의 태도

자신의 식생활 문화를 변화시키면서까지 완벽을 추구할 필요는 없다. 당신의 목표는 중년 이후의 건강한 삶을 위해 건강한 섭식 습관을 기본값으로 설정하는 것이다. 건강한 섭식 습관이란 무엇인가? 음식을 지나치게 많이 먹지 말고, 너무 늦게 또는 너무 일찍 음식을 먹지 마라. 그래서 날마다 음식을 소화시켜야 하는 당신의 몸에 긴 휴식을 선사하라. 최대한 자연의 형태에 가까운 신선한 진짜 음식을 먹어라. 곡물과 정제 탄수화물은 아주 조금만 먹어라. 그리고 동물보다는 식물을 많이 먹어라. 구석기 식단(수렵과 채집을 하던 구석기 시대 인류처럼 자연식품 섭취를 기반으로 하는 식사법-옮긴이)이나 저탄수화물 고지방 식단을 엄격하게 지키라고 말할 생각은 없다. 당신의 습관을 총체적으로 분석해보라. 음식에 관한 사고방식을 전환하고, 삶의 일부인 음식에 대해 조금 다른 생각을 가져보라. 솔직히 말해서 이 책에 수록된 조언들은 서로 모순되는 것처럼 보이기도 하고 의문을 불러일으키기도 한다. 다음은 당신에게 도움을 줄 수 있는 질문과 답변이다.

동물성 식품은 다 문제인가요, 아니면 고기만 문제인가요?

지금까지의 장수에 관한 연구에 따르면 중년 이후에는 모든 동물성 지방이 문제가 됩니다. 가장 나쁜 것은 육류(소고기, 돼지고기, 가금류 고기)와 유제품입니다. 고기는 물론이고 치즈와 요구르트의 섭취량도 줄이세요. 그리고 동물성 단백질을 섭취할 때는 품질 좋은 판매처에서 구입하세요. 생선은 육류와 유제품보다는 문제가 덜합니다. (혹시 유제품을 소화하기 어려운 체질이라면 유제품은 아예 입에 대지 마세요.)

달걀은 어때요? 달걀도 동물성 단백질이잖아요.

그렇습니다. 그러나 달걀에는 훌륭한 영양 성분이 아주 많기 때문에 달걀은 따로 분류해야 마땅합니다. 골치 아픈 모순이에요. 단백질을 제공하는 식품을 좋은 것부터 나쁜 것 순으로 나열하면 식물성 단백질(생 견과·씨앗·콩류), 생선, 달걀, 유제품, 그리고 마지막이 육류입니다.

닭고기가 소고기보다 건강에 이로운가요?

동물의 종류가 중요한 것이 아닙니다. 항생제를 주입하고 옥수수를 먹여 키운 닭의 고기보다는 풀을 먹여 키운 소의 고기가 이롭습니다. 어떤 고기를 먹든 간에 예산 범위 내에서 가장 질 좋은 고기를 구입하세요.

육류나 유제품을 일주일에 몇 번까지 섭취해도 될까요?

육류 또는 유제품은 일주일에 5~7회만 먹도록 노력하고, 하루에 2회 이상 먹지 마세요. 어렵겠지만 노력할 가치가 있습니다. 육류와 유제품을 줄이면 채소를 훨씬 많이 먹게 되는데, 그것은 아주 좋은 일이거든요.

생선은 어떤가요? 수은 때문에 위험하다던데?

수은은 당연히 문제입니다. 큰 생선일수록 수은중독의 위험도 큽니다. 참치, 황새치, 옥돔류, 상어, 동갈삼치는 수은 오염에 가장 많이 노출된 생선입니다. '큰 생선'은 일주일에 한 번만 드세요. 송어, 도다리, 광어, 메기, 정어리, 멸치, 가리비, 새우 같은 작은 생선은 별 문제가 없습니다. 자연산 알래스카 연어도 좋은 선택이에요. 통조림 참치^{tuna}는 통조림 날개다랑어^{albacore}보다 수은이 적어요. 병원에 가서 검사를 받으면 혈액 속의 수은 수치를 알아낼 수 있습니다. 하지만 당신이 걱정해야 할 것은 수은만이 아니에요. 요즘에는 생선의 몸속에서 발견되는 미세플라스틱이 걱정거리입니다. 바다가 오염되어 있으므로 생선은 까다롭게 골라 먹어야 합니다.

콩을 발효한 음식은 그냥 콩보다 몸에 좋은가요? 콩은 많이 먹어도 되나요?

그렇습니다. 발효식품인 템페는 두부보다 낫습니다. 콩이 들어간 음식 중에 최고로 좋은 것은 가공하지 않은 풋콩(덜 익은 콩을 껍질째 딴 것-옮긴이)입니다. 콩 제품을 구입할 때는 반드시 유기농을 골라야 합니다. 시중에 판매되는 콩은 대부분 유전자변형식품이지요. 콩을 먹어도 속이 불편하지 않다면 일주일에 1~2회 섭취해도 좋습니다. 하지만 어떤 경우든 콩을 너무 많이 먹지는 마세요. 콩에는 피트산phytic acid이라는 물질이 많이 들어 있는데, 피트산은 우리 몸에서 특정 영양소(마그네슘, 칼슘, 철, 아연 등)의 흡수를 방해합니다. 그리고 피트산은 단백질 소화와 내분비 기능을 떨어뜨려요. 콩을 지나치게 많이 먹으면 갑상선 기능저하증을 비롯한 질병을 유발할 수도 있습니다. 그러니 지나친 섭취는 금물입니다.

가공 단백질은 좋지 않다고 생각했는데, 어떤 경우에는 또 가공 단백질을 권하시네요.

현실적으로 생각할 필요가 있습니다. 동물성 식품 섭취를 줄이면서 단백질을 충분히 섭취한다는 두 가지 목표를 달성하려면 가공된 식품에서도 단백질을 일부 얻어야 합니다. 유기농 햄프 단백질 파우더와 콩 단백질 파우더, 콜라겐 파우더는 좋은 선택입니다. 과일·채소 셰이크를 만들 때 이런 파우더 제품을 넣어 마시세요. 그러나 되도록 가공하지 않은 식품을 섭취하기를 권합니다.

단백질은 원하는 양만큼 섭취해도 되나요?

물론입니다. 하지만 중년 이후의 건강을 생각한다면 전반적으로 소식을 해야 합니다. 그러니까 콩과 견과를 잔뜩 집어먹으려고 애쓰지 마세요. 너무 많은 음식을 소화하려면 몸에 무리가 갑니다.

친구네 집에서 저녁식사를 할 때는 좋은 식사 습관을 어떻게 유지할까요?

사랑하는 사람들과 식탁에 둘러앉아 음식을 먹으며 즐거운 시간을 보내는 것은 중요한 일입니다. 아끼는 사람들과 함께 웃고 이야기하고 음식을 먹는 일은 곧 영양을 섭취하는 일입니다. 당신이 음식 준비에 관여할 수 있는 자리라면 녹색 채소가 잔뜩 든 음식을 가져가서 채소를 많이 덜어 먹으면 됩니다. 당신이 관여할 수 없는 자리라면 그저 최선을 다하세요. 탄수화물 음식은 적게 먹고, 초록색 음식을 많이 먹고, 음식을 먹는 데 너무 몰두하지 않는 것이죠.

물론 식사는 (집에서도) 단지 영양만을 섭취하기 위한 행위는 아니다. 음식은 사회적 관계, 사랑, 위로를 의미한다. 우리는 지루하거나 외로울 때 반사적으로 음식에 의지한다. 중년 이후에 부딪히는 어려움은 몸이 예전처럼 많은 음식을 필요로 하지 않는다는 것이다. 만약 당신이 음식을 중요시하는 집에서 살고 있거나 어릴 때 그런 가정에서 살았다면 생활의 중심을 바꾸려고 집중적으로 노력해야 한다. (식사가 아닌) 다른 활동을 중심으로 하루 생활을 계획해보라. 새로운 습관, 새로운 보상이 필요하다. 쉽지 않은 일이지만 그만큼 대가가 따라온다. 잠깐 생각해보라. 중년 이후에 당신의 몸을 가장 좋은 상태로 관리하기 위해 당신과 음식의 관계를 어떻게 바꿔야 할까? 이것은 개인적인 질문이다. 당신에게 맞는 답을 찾아보라.

마이크로바이옴에 가지와 줄기를 심어라

섬유질은 단백질과 마찬가지로 중년 이후의 건강한 식단에서 매우 중요하다. 그리고 여기서 섬유질이란 곡물의 겨

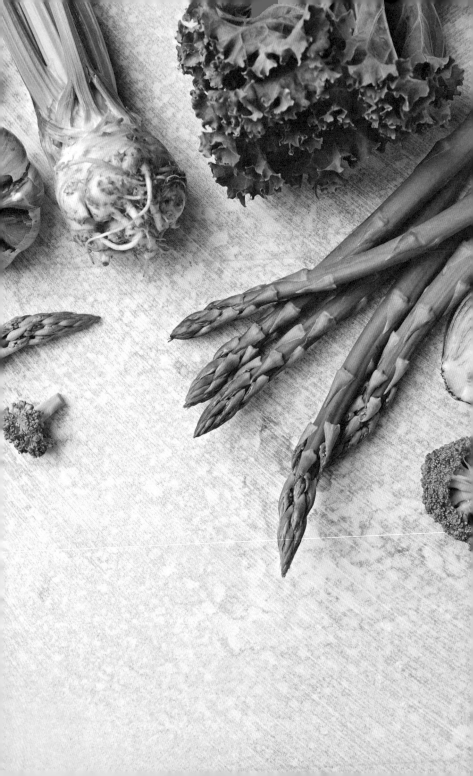

를 뜻하지 않으며, 그 어떤 곡물과도 관련이 없다. 우리가 이야기하는 섬유질은 식물성 셀룰로스cellulose 섬유다. 특히 생과일과 생채소에서 당신의 몸이 쉽게 소화하지 못하는 부분이 중요하다. '프리바이오틱스'라고도 불리는 이 섬유질은 당신의 마이크로바이옴에 황금과도 같다. 셀룰로스 섬유는 장내 유익균의 먹이가 된다.

프리바이오틱스를 많이 섭취하는 방법은 간단하다. 채소에서 당신이 평소에 잘라 버리는 부분들을 열심히 먹어라. 당근의 맨 끝부분, 양상추의 밑동, 줄기콩의 줄기 끝부분을 먹어라. 바로 이런 부분에 셀룰로스 섬유소(불용성 식이섬유)가 풍부하다. 셀룰로스 섬유소는 소화되지 않은 상태로 대장까지 도달한다. 그리고 대장에서는 유익한 박테리아들이 잔치를 벌이려고 기다리고 있다. 케일의 줄기와 브로콜리의 단단한 줄기 부분을 먹어보라. 얇게 저며 썰어서 후무스에 찍어 먹거나 토막썰기해서 샐러드에 넣어보라. 양파, 마늘, 아스파라거스, 민들레 나물, 치커리 뿌리를 많이 먹어라. 이 모두가 프리바이오틱스를 제공하는 식품이다.

프리바이오틱스와 프로바이오틱스의 상호작용은 우리

의 장내 미생물을 건강한 상태로 만들어준다. 우리가 프리바이오틱스를 강조하는 이유는 대다수 사람이 프리바이오틱스를 충분히 섭취하지 않기 때문이다. 알다시피 프로바이오틱스는 요구르트, 케피어kefir(카프카스 산악지대에서 염소, 양, 소의 젖을 발효시켜 만든 유제품-옮긴이), 김치, 사우어크라우트sauerkraut(양배추를 싱겁게 절여 발효시킨 독일식 김치-옮긴이) 등의 발효식품을 통해 섭취할 수 있다. (프로바이오틱스는 음식을 통해 섭취하는 것이 가장 좋지만, 보조제 형태로 섭취해도 도움이 된다.)

당신 자신에게 의식적으로 음식을 공급하는 것처럼 당신의 장내 미생물에게 먹이를 공급하는 일에도 신경을 써야 한다. 장내 미생물의 먹이가 얼마나 중요한지는 말로 다 표현할 수가 없다. 장내 미생물은 수백 가지 중요한 임무를 수행한다. 음식을 분해하고, 영양소를 추출하고, 비타민과 뇌 화학물질brain chemical을 생산하고, 당신의 기분을 좌우한다. 이토록 중요한 미생물을 적극적으로 보살피고 잘 먹여주면 섬세한 장벽에 영양분이 채워져 장벽이 튼튼한 상태로 유지된다, 장벽을 튼튼히 하는 것은 몸 전반의 상태를 개선하고 건강을 유지하는 가장 좋은 방법이다.

'불편한 배 속'을 방치하지 마라

면역체계를 강화하고 신체 기능이 원활하게 수행되도록 하려면 장내 미생물을 잘 돌보는 일이 정말로 중요하다. 그리고 나이가 들면 장내 미생물을 잘 관리하기가 조금 더 어려워진다. 그 이유 중 하나는 세크레틴secretion 효소의 양이 감소하기 때문이다. 특히 나이가 들면 위산gastric acid과 췌장효소pancreatic enzyme가 감소하기 때문에 소화 기능이 떨어지고 마이크로바이옴의 균형이 쉽게 깨진다. 특정한 약물 치료(220쪽을 보라), 설탕과 가공식품의 과도한 섭취, 그리고 프리바이오틱스와 프로바이오틱스의 부족은 마이크로바이옴에 더욱 파괴적인 영향을 줄 수 있는 요인들이다. 마이크로바이옴이 망가지면 불편을 야기할 뿐 아니라 장누수라는 더 나쁜 결과를 초래할 수도 있다. 장누수란 장벽에 미세한 구멍이 생겨서 제대로 소화되지 못한 음식 입자와 독성 있는 입자들(대사물질metabolite이라고 불린다)이 '새어나가는' 것이다. 장누수가 발생하면 온몸 구석구석에 염증과 통증이 발생한다(염증에 관해 자세히 알고 싶으면 151쪽을 참조하라).

결론을 말하자면 '배 속이 불편'하다면 그냥 무시해서는 안 된다. 배 속이 불편하다는 것은 당장 조치를 취하라는 신호다. 장의 상태에 주의를 기울여라. 당신에게는 변화가 필요하다. 배 속이 불편할 때는 다음과 같은 방법들을 써보자.

제거 식이요법elimination diet**을 시도하라.** 2주 동안 식단에서 설탕과 가공식품, 모든 곡물(콩과 옥수수도 포함), 유제품을 제거하고 나서 배 속이 어떤지 보라. 다음으로 식단에서 뺐던 음식들을 한 번에 하나씩 다시 넣어보라. 실험 중인 음식은 점심식사와 저녁식사 때 한꺼번에 많은 양을 섭취해야 한다. 그래야 특정한 식품군이 당신의 신체 기관에 문제를 일으키는지 여부를 확실히 알아낼 수 있다. 문제의 원인이 되는 음식은 더 이상 먹지 마라(뻔한 소리 같지만 실천하지 않는 사람이 많다)! 그 음식을 독약이라고 생각하고 당신의 삶에서 아예 추방하라. 만약 그 음식을 절대로 못 끊겠다면 그 '위험' 음식을 먹을 때마다 소화 효소를 활용하라(만약 유제품이 문제라면 유당 분해를 도와주는 효소 보조제를 복용하는 식으로). 하지만 배 속에 가스가 차거나, 부풀어오르는 느낌이 들거나, 속이 불편하지 않도록 하는 가장 쉽고도 좋은 방법은 문제되는 음식을 평생 먹지 않는 것이다. 적어도 당신의 마이크로바이옴 상태가 좋아질 때까지는 그 음식을 완전히 끊어라.

식사 전에 사과식초 또는 비터bitter(와인이나 증류주에 쓴맛을 내는 각종 약초 추출물을 배합한 음료-옮긴이)**를 마셔라.** 사과식초와 비터는 둘 다 소화를 촉진한다. 식사를 시작하기 직전에 사과식초 1큰술(물에 타서 마셔도 된다) 또는 스웨덴식 비터를 한 모금 마시면 몸에서 소화 효소가 활발하게 분비된다. 직장에도 사과식초 또는 비터 한 병을 가져다놓는다. 사과식초와 비터는 냉장 보관하지 않아도 된다.

나쁜 미생물을 억제하고 건강한 장을 만들어주는 항균성 허브 보조제를 먹어보라. 다음의 재료를 혼합해서 당신에게 딱 맞는 공식을 찾아보라. 베르베린berberine, 자몽 씨앗 추출물, 오레가노오일, 올리브잎 추출물, 쓴쑥wormwood, 흑호두black walnut, 베어베리bearberry 추출물, 매자barberry 추출물.

장을 쉬게 하라. 저녁을 일찍 먹고 아침은 조금 늦게 먹는 습관을 들여보라. 이 점에 관해서는 28쪽에서 자세히 이야기했다. 장에 휴식을 제공하면 소화가 더 잘되고 마이크로바이옴이 건강해진다. 저녁의 마지막 식사와 다음 날 아침의 첫 식사 사이에 최소한 12시간이 비도록 하라. 16시간 이상이면 더할 나위 없이 좋다. 장누수가 없는지 검사를 받아보라. 기능의학functional medicine(건강 유지를 위해 환경적 요인을 연구하고 대사가 정상적으로 이뤄지도록 하는 의학 분야 -옮긴이) 진료를 하는 병원을 찾아가서 장내 미생물 검사를 해달라고 요청하라. 이 검사로 박테리아와 조눌린zonulin 수치를 알 수 있다. 조눌린은 단백질 분자로서 장벽 투과성(장누수 여부)을 조절하는 물질이다.

과당을 조심하라

과일에 함유된 당은 가공되지 않은 천연 물질이지만 그래도 당은 당이므로 과일 섭취에도 제한이 필요하다. 비교적 당이 적은 과일을 즐겨라. 당이 적은 과일로는 딸기,

라즈베리, 블랙베리, 블루베리, 초록 사과, 자몽, 캔털루프 멜론, 허니듀 멜론이 있다. 반면 포도를 비롯해 바나나, 파인애플, 망고 같은 열대과일들은 당이 많다. 신체 대사에 끼치는 영향 면에서 잘 익은 바나나 한 개는 당신의 커피에 들어간 설탕 한 봉지와 별반 다르지 않다. 다른 식품과 마찬가지로 과일도 유기농이 중요하다. 환경워킹그룹(EWG.org)은 농약을 많이 살포하는 작물의 목록을 작성한다. 그 목록에 포함된 과일로는 딸기, 복숭아, 천도복숭아, 사과, 포도, 체리, 배, 토마토가 있다. 이런 과일은 유기농으로 구입하거나 아주 잘 씻어 먹어라.

질 좋고 싱싱한 과일이 많이 나오는 계절에는 과당을 과잉 섭취하기 쉽다. 기본적으로 과일은 자연의 사탕이다. 그러니 좋은 과일이 많이 나오는 철을 조심하라. 복숭아 한 개에 자두 두 개, 거기에다 수박 한 그릇까지 더하면 하루치로는 지나치다. 과일을 한꺼번에 많이 먹지 않고 조금씩 즐기는 방법을 찾아보라. 신선한 체리를 토막 내서 샐러드에 넣고, 복숭아를 구워서 닭고기 요리에 곁들여보라. 수박 몇 조각을 루콜라, 페타치즈와 함께 먹어보라.

앞에서도 설명했지만 중요한 이야기라서 다시 강조한

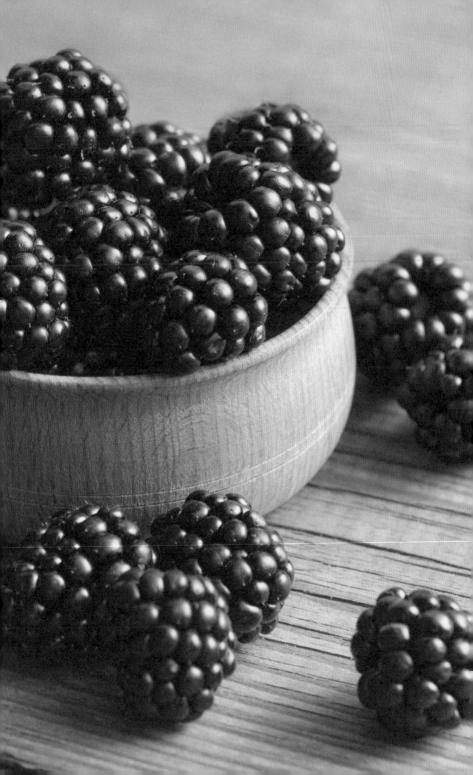

다. 과일은 주스 형태로 마시지 말고 자연 그대로의 상태로 먹어라. 당 함량이라는 측면에서 보면 과일주스는 탄산음료와 똑같이 나쁘다. 심지어 채소주스에도 당이 잔뜩 들어 있다. 당을 첨가하지 않으면 채소주스는 진짜로 맛이 없기 때문이다. 감미료가 들어가지 않은 녹즙을 마셔본 적 있는가? 사과, 당근, 베리 같은 과일이 전혀 들어가지 않은 녹즙은? 그런 녹즙을 마셔본 사람은 다시는 녹즙을 입에 대지도 않을 것이다. 병에 담겨 판매되는 녹즙의 성분 표시를 읽어보면 엄청난 숫자가 발견된다. 설탕 30그램(30그램은 7작은술이고, 콜라 1캔에 들어간 설탕의 양과 비슷하다)! 그래도 시판되는 녹즙을 마시려면 설탕이 4그램(1작은술) 이하로 들어간 제품을 구입하라. 과일과 채소의 즙을 마시는 대신 과일과 채소를 생으로 먹으면 섬유질의 이점을 고스란히 누릴 수 있다. 섬유질은 당의 흡수를 늦춰주고 장에서 프리바이오틱스의 마법을 부린다.

다시마와 해초류

신선한 음식을 다양하게 섭취하면 당신의 몸에 꼭 필요한 미량영양소를 종류별로 얻을 수 있다. 특히 해초에는 다른 곳에서 얻기 힘든 아이오딘iodine(요오드)과 같은 영양소가 있다. 세계 각지의 '블루존'을 살펴보면 주민들이 해초를 많이 먹는다는 공통점이 발견된다.

요리에 들어가는 다시마는 다른 음식을 '청소'해준다는 증거가 나와 있다. 다시마는 영양소의 흡수를 방해하는 항영양인자anti-nutrients(영양소 함량, 소화성, 생체 이용률 따위를 감소시켜 식품의 영양 가치를 떨어뜨리는 물질-옮긴이)를 배출하는 데 도움이 된다. 뉴욕의 유명한 셰프인 데이비드 불레이David Bouley도 농약 성분인 글리포세이트와 식품의 항영양인자를 걸러내기 위해 요리에 다시마를 조금씩 넣는다고 밝힌 적이 있다.

바다가 오염된 상태이므로 다시마(또는 다른 해초들)를 구입하려면 반드시 깨끗한 생산지를 찾아야 한다.

된장국에 다시마를 넣어 먹어보라. 된장은 발효식품이기 때문에 질 좋은 된장을 먹으면 장에 아주 좋다(장을 직접 담가 먹지 않는다면 유기농 제품 가운데 냉장 상태로 판매되는 된장을 선택하라). 그런데 해초는 생선과 똑같이 취급하는 것이 현명하다. 해초를 즐기되 일주일에 두 번을 넘지 않도록 하라는 말이다. 바다에 떠다니는 물질들이 우리 몸에 어떤 영향을 끼칠지 확인할 수 없기 때문이다.

염증 유발 식품이 노화를 앞당긴다

우리에게 즐거움을 주는 와인, 빵, 파스타, 아이스크림, 피자, 감자튀김, 케이크, 옥수수 같은 음식들은 몸에 염증을 일으킨다. 당신은 염증이 건강에 어떤 영향을 끼치는지 이런저런 이야기를 많이 듣지만 그런 이야기들을 무시하기가 쉽다. 그러나 염증은 정말 중요한 문제이기 때문에 진지하게 관심을 기울여야 한다. 염증에 관해 더 구체적으로 이야기해보자.

당신이 감자튀김 한 접시를 먹는다고 가정하자. 감자는 전분이고, 전분은 당으로 전환되므로 당신의 혈당 수치가 높아진다. 감자를 튀길 때 사용한 식용유 때문에 당신은 오메가6 지방산을 과잉 섭취하게 된다. 오메가6 지방산을 과잉 섭취하면 몸에서 염증성 화학물질을 생산한다. (오메가6 자체가 나쁜 물질은 아니다. 중요한 것은 오메가3에 대한 오메가6의 비율이다. 오메가3와 오메가6의 균형이 깨지면 몸에 염증이 생긴다. 오메가6는 우리가 먹는 음식에 두루 함유되어 있으며, 특히 가공식품에 쓰이는 기름에 오메가6기 많이 들어 있나. 우리가 어유로 만든 영양 보충제를 추천하는 이유가 여기에 있다. 214쪽을 참조하라. 어유 보충제는 오메가3로 채워져 있다.) 이제 염증성 화학물질들이 당신의 몸 안을 돌아다니게 됐다. 오래전에 어깨 부상을 당한 자리가 평소에는 괜찮다가 아무 때나 불쑥 아파온다. 자, 이제 그 부위에 염증성 입자들이 급증하고 있다. 다쳤던 자리에 늘 있었던 약한 염증이 심해진다. 그러더니 다음 날 아침에 일어나자마자 기력이 없고 통증을 느낀다. 다시 말하면 당신이 어느 날 아침에 몸이 찌뿌둥하다고 느끼는 데는 사실 이유가 있다. 전날 먹은 음식이 그 느낌의 직접적인 원인이다.

만약 당신이 정크푸드를 자주 먹는 사람이라면 당신의 마이크로바이옴은 십중팔구 균형이 깨져 있을 것이다. 마이크로바이옴 불균형이란 장벽이 튼튼하지 못하다는 뜻이다. 장벽이 헐거워지면 염증성 물질들이 혈관으로 새어나가서 신체의 여러 기관에 문제를 일으킨다. 당신은 머리가 아프거나 멍하다고 느낀다. 별다른 이유 없이 피곤하고, 관절에 통증을 느끼고, 온몸이 쑤신다. 피부에 습진이나 발진이 생긴다. 점액이 나오고 얼굴이 붓는다. 체중이 증가하고 마음이 불안해진다. 그리고 만성적 염증이 면역체계를 약화시켜 암, 심장질환, 당뇨, 비만, 관절염, 알츠하이머병 발병 위험이 높아진다.

만성적 염증은 처음부터 증상으로 나타나지 않을 수도 있지만 여러 질병의 숨은 원인이 된다. 뇌병변과 정신장애도 만성 염증에서 비롯되는 질병에 속한다. 다시 말해 염증은 당신도 모르는 사이에 당신의 몸에 해를 입힌다. 그래서 당신은 이 책에 나오는 염증을 줄이는 생활방식을 따라야 한다.

염증은 노화의 주된 원인이다. 중년 이후에 당신의 몸은 예전처럼 신속하게 회복하지 못하기 때문에 '해를 입히지 마라do no harm'(히포크라테스 선서에 나오는 의료 행위의 기본 지침-옮긴이)라는 주문이 딱 들어맞는다. 식물성 기름으로 튀겨낸 음식, 흰 빵과 파스타, 가공 탄수화물, 설탕이 첨가된 음료, 밀집형 사육방식으로 생산한 육류……. 이런 음식은 모두 염증이라는 형태로 몸에 해를 입힌다. 이런 음식을 피하고 몸에 자연 상태에 가까운 신선한 음식을 먹다 보면 훨씬 건강해진 느낌을 받을 것이다. 그리고 건강한 모습으로 나이 든다. 정말 간단명료하지 않은가.

사골국은 장에 난 구멍을 치유해준다

사골국물bone broth과 사골 스톡stock(스톡은 육수를 가루 형태로 고체화한 것이다-옮긴이)은 아무런 차이가 없다. 영어로 '뼈 수프'라는 뜻의 '본브로스bone broth'라는 단어는 어떤 브랜드에서 유래한 것이다. 뭐라고 부르든 간에 뼈를 고아 만든 국물은 확실히 장점이 있다. 사골국물을 정기적으로 먹으면 장 내벽을 보호하고 장벽의 상한 부분을 고치는 데도 도움이 된다. 잘 준비된 브랜드 제품을 구입할 수도 있지만, 집에서 사골국을 직접 만들면 영양가가 훨씬 많고 치유력도 높아진다(그리고 집에서 끓여 먹으면 돈도 적게 든다).

당신이 이미 사골국 끓이는 법을 알고 있다면 준비는 거의 다 된 셈이다. 사골국 끓이는 법을 모른다면 유명한 사골국 회사 브로도^{Brodo}를 설립한 뉴욕의 셰프 마르코 캐노라^{Marco Canora}에게서 수업을 받아보자. 조리법을 정확히 지킬 필요는 없다. 중요한 것은 당신이 사용하는 재료의 품질이다. 항생제와 호르몬을 주사하지 않고 목초를 먹여 키운 동물의 뼈를 구입해서 아주 오랫동안 뭉근히 끓여내야 한다.

1 900~1,800그램의 뼈를 커다란 냄비에 넣는다. 가금류, 소, 양, 생선의 뼈를 사용할 수 있다. 심지어는 통닭을 한 마리 구워 먹고 나서 남은 고기와 뼈를 모조리 넣어도 된다. 뼈가 잠길 만큼 물을 붓고 질 좋은 사과식초를 3~4큰술 넣는다.

2 불을 켜지 않고 30분에서 1시간 동안 내버려둔다.
(한국식 사골국은 끓이기 전에 뼈를 찬물에 담가 3~5시간 정도 핏물을 빼며, 처음 삶은 물은 버리고 다시 끓인다. 서양식 사골국은 핏물을 빼지 않는 대신 뼈를 오븐에 굽기도 한다ㅡ옮긴이)

3 냄비를 불에 올리고 물이 끓으면 냄비 뚜껑을 덮고 약불에서 6시간 이상 끓인다. 취향에 따라 더 오래 끓여도 된다. 이렇게 오랫동안 천천히 끓이면 뼈에 들어 있던 영양분과 젤라틴이 우러난다.

4 불을 끄기 직전에 히말라야 소금, 마늘, 당근, 허브 따위를 취향대로 넣는다.

5 사골국이 완성되면 냄비를 불에서 내려 잠시 식힌 뒤 커다란 뼈는 건져내 버리고 사골국물을 고운 체나 면 보를 씌운 체망에 걸러준다. 그러고 나서 완전히 식 힌다.

다 식힌 사골국물은 젤라틴이 많이 들어 있으므로 젤 리처럼 말랑말랑하게 굳는다(콜라겐을 익히면 젤라 틴이 된다). 영양가 풍부한 사골국은 원래 그렇다. 당 신이 끓인 사골국물이 젤라틴으로 변하지 않는다 해 도 몸에는 아주 좋을 것이다. 다음번에는 연골을 조 금 더 넣고 끓여보라(정육점에 가서 소의 발, 발가락 뼈, 목뼈 부위를 달라고 하거나 구운 닭고기의 껍질 을 넣고 끓여보라. 만약 생선뼈로 수프를 끓인다면 머리 부분을 사용하라.)

6 완성된 사골국물은 1회 분량만큼 나누어 유리 그릇에 담아 냉장실에 보관하라. 국물을 냉동하고 싶다면 용기 맨 위의 몇 센티미터는 비워둔다. 얼면서 팽창해서 부피가 커지기 때문이다. 아니면 뚜껑 없이 얼리고 밀봉은 나중에 하는 방법도 있다.

7 사골국물을 먹고 싶을 때마다 용기를 하나씩 꺼내 맨 위에 형성된 단단한 지방층을 떠내서 버린다. 국물만 작은 냄비에 담아 데워 먹어라. (사골국물은 전자레인지에서 데우지 마라. 영양분의 화학적 구성이 변한다.) 마침 타임이나 로즈마리 같은 신선한 허브가 있다면 그 허브를 갈아서 그릇에 담았다가 사골국물에 뿌리고 데워라. 열을 가하면 허브의 향이 배어날 것이다. 소형 우유거품기로 사골국을 휘저어 크림 같은 식감을 만들어낼 수도 있다.

영양이 풍부한 한 그릇 샐러드 즐기는 법

집에서 건강하게 식사할 수 있는 환경을 조성하는 일은 어렵지 않다. 첫째로 작은 그릇을 사용하라. 이것은 전통적인 방법이지만 한 번에 먹는 음식의 양을 줄이는 데 큰 도움이 된다. 음식을 조금씩 먹는 것은 건강하게 나이 들기 위해 꼭 필요한 일이다.

둘째로, 또 하나의 검증된 방법은 미리 음식 재료를 준비해두는 것이다. 집에 재료가 준비돼 있으면 출근할 때 샐러드 도시락을 만들어 가져갈 수 있고, 건강하고 맛있는 저녁식사를 한 그릇에 담아낼 수도 있다. 당신이 슈퍼마켓에서 사온 신선한 재료를 냉장고에 넣기 전에 30분 정도 시간을 내서 재료 손질을 하면 더할 나위 없이 좋다. 잎채소를 미리 씻어두고, 당근 껍질을 벗기고, 달걀 열 개를 삶아두고, 줄기콩을 데치고(끝부분을 남겨두면 더 쉽고 마이크로바이옴에도 좋다), 브로콜리는 찌거나 살짝 볶아둔다. 그러면 준비 끝이다.

바로 먹을 수 있도록 준비된 채소들이 있으면 먹다 남은 음식도 자유자재로 활용할 수 있다. 집에서 만든 음식도 좋고 식당에서 싸온 음식도 좋다. 당신이 요리를 전혀 하지 않는 사람이라 해도 장을 볼 때 조금 더 신경 쓰면 부엌에 항상 좋은 음식을 채워놓을 수 있다(미리 조리된 식품을 구입해야 한다면 질 좋은 유기농 식물성 재료를 사용하고 양념이 적게 된 음식을 구입하라). 채소와 단백질 식품으로 그릇 하나를 채우는 것으로 시작해서 차츰 발전시켜 나가면 된다. 다음은 준비하기 쉽고 맛도 좋고 영양도 풍부한 한 그릇 샐러드 만들기에 도움이 되는 조언들이다.

유산균이 풍부한 김치나 사우어크라우트 같은 발효식품을 냉장고를 열었을 때 눈에 바로 보이는 자리에 보관하라(선반 안쪽에 깊숙이 넣어두면 생각이 안 나서 못 먹는다). 발효식품은 장 건강에 아주 유익하고 당신의 한 그릇 샐러드에 산미를 더해준다.

단백질 식품은 집에 있는 것이면 무엇이든 좋다. 완숙 또는 반숙으로 익힌 달걀, 먹다 남은 생선 또는 고기, 올리브 오일에 절인 통조림 정어리, 우유로 만든 치즈, 저지방이 아닌 그릭 요거트, 콩 같은 음식을 사용하라. 말린 콩은 요리하기 전날 밤에 물에 불려놓으면 배탈을 일으키기도 하는 렉틴과 같은 항영양인자가 일부 빠져나간다. 콩은 질 좋은 통조림 제품을 사용해도 무방하다. 렌틸콩과 팥은 물에 불릴 필요가 없다.

건강한 지방으로 샐러드를 마무리하라. 그러면 여러 가지 선택이 가능하기 때문에 지루하지 않게 한 그릇을 먹을 수 있다. 창틀에서 후숙한 아보카도, 언제든지 음식에 뿌려 먹기 위해 조리대에 올려놓은 질 좋은 올리브오일, 용기에 담아놓은 생 호두와 아몬드, 해바라기씨와 잣. 유제품을 즐겨 먹는다면 그릭 요거트나 질 좋은 치즈도 좋다.

색다른 재료를 곁들여라. 이것은 반드시 필요한 요소는 아니지만, 몇 분만 투자해서 샬롯shallot이나 양파를 프라이팬에서 바삭하게 익힌다면 한 그릇 샐러드의 풍미가 더욱 특별해진다. 익힌 양파를 따뜻하거나 식은 상태로 샐러드 위에 얹어 먹어보라. 신선한 베리 한두 가지를 넣거나 초록 사과를 먹기 좋은 크기로 썰어 넣어 단맛을 더해보라. 집에 있는 싱싱한 허브를 잘게 다져서 넣어도 좋다.

모든 문제는 다 '장'으로 돌아간다

46세 줄리가 병원에 왔다. 관절 통증이 심하고 늘 피곤하다고 했다. 줄리는 이미 다른 의사 세 명을 만나봤다. 그중 두 명은 코르티손cortisone(관절염 통증을 줄이기 위해 처방하는 호르몬-옮긴이) 주사와 항염증 주사를 놓아주었다. 세 번째 의사는 관절염 전문의였는데, 줄리의 혈액에 류머티스 인자가 있다는 사실을 발견하고 이렇게 말했다. "류머티스 인자가 있으니 휴미라Humira를 처방할게요." (휴미라는 자가면역질환인 류머티스성 관절염에 흔히 처방하는 약이다.) 줄리가 휴미라를 복용하자 부작용이 나타났다. 머리가 아프고, 몸에 힘이 없고, 나중에는 두드러기까지 났다. 그녀는 그 관절염 전문의에게 말했다. "제발 부탁인데, 약을 사용하지 않고 치료하는 의사 선생님을 소개해주세요."

그래서 그 관절염 전문의가 줄리를 나에게 보낸 것이다. 나는 그녀의 병력을 아주 자세히 들어봤다. 환자가 약을 복용하고 부작용이 생겼을 때는 대개 이유가 있고, 그 이유는 환자의 병력을 살펴보면 알아낼 수 있다. 알고 보니 줄리는 오래전부터 장에 문제가 있었다. 줄리는 배 속이 불편하다는 것에 대해 진지하게 생각해본 적이 없었다. 배 속이 더부룩한 느낌, 가스 차는 느낌, 입냄새, 위산 역류 같은 증세가 있었지만 그녀는 관절 통증만 의식하고 그 통증에 대한 치료를 받으러 갔다.

나는 줄리가 25년 전 대학생 시절에 요로감염 증상이 나타나서 항생제를 여러 번 복용했다는 사실을 알아냈다. 배 속에 가스가 차고 더부룩한 증상은 그때부터 시작되어 아직도 계속되고 있었다. 관절 통증보다 15~20년 먼저 발생한 증상이었다.

줄리는 자신의 장에 문제가 있다는 생각을 해본 적이 없었다. 그녀는 그렇게 배 속이 불편한 상태가 정상인 줄만 알았다. 그녀의 소화 기능은 형편없었고 마이크로바이옴은 오래전부터 균형을 잃은 상태였다. 아마도 항생제가 장내 미생물의 불균형을 초래하고 장누수를 일으켰을 것이다. 장누수 때문에 염증이 생겼고, 그 염증이 관절 통증으로 나타나서 마침내 류머티스성 관절염 진단을 받기에 이른 것이다.

나는 줄리에게 베르베린, 오레가노오일, 쓴쑥 등의 항균성 허브를 혼합한 약을 처방했다. 그녀의 장 속에 지나치게 많이 살고 있던 '해로운 악당'들을 죽이기 위한 조치였다. 그리고 한동안 저탄수화물 식사를 하라고 권했다. 글루텐과 유제품만 끊는 것이 아니라 곡물과 콩류도 일절 먹지 말라고 했다. 가지, 토마토, 후추, 흰감자도 끊으라고 했다. 이것은 모두 장누수가 있는 사람들에게 염증을 일으킬 수 있는 음식이다. 나는 그녀에게 장누수 치료를 위해 글루타민 파우더와 어유를 복용하고 날마다 사골국을 먹으라고 했다.

또 한 달에 1회씩, 5일간 단식 모방 다이어트를 하라고 권했다. 단식 모방 다이어트는 천연 지방을 많이 먹고 탄수화물과 단백질은 조금만 먹는 방법이다(동물성 단백질은 먹지 않는다). 줄리는 수프와 샐러드만 먹었다. 단식 모방 다이어트를 하는 동안 염증이 많이 줄어들었다. 관절이 붓고 아픈 증상도 상당히 개선됐다.

장도 좋아지기 시작했다. 6개월이 지나자 염증은 서서히 줄어들었고, 나중에는 관절 통증이 사라지고 관절이 붓거나 아픈 느낌도 없어졌다. 마침내 그녀의 자가면역 수치가 역전됐다. 항체들이 사라지고 수치가 정상으로 돌아왔다. 지금 그녀는 저탄수화물 식단을 유지하면서 아주 건강하게 지내고 있다.

생 각 해 볼 것 들

- 당신은 배 속의 어떤 문제를 방치하고 있지는 않은가?
  속이 더부룩하고 가스가 차는가?
  소화불량 증세가 있는가?

- 단식을 해본 적이 있는가?

- 매일 느끼는 통증은 어떤 것이 있는가?

- 제거 식이요법을 시도한 적이 있는가?

- 당신은 몸 상태가 인제 가장 좋고, 언세 가장 나쁘다고 느끼는가?
  전날에 어떤 음식을 먹었을 때 그런가?

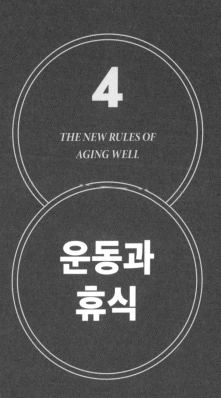

4

THE NEW RULES OF
AGING WELL

운동과
휴식

스마트하게 운동하고
그날그날 회복하라

몸을 끊임없이 움직이고,
호흡, 마사지, 명상을 하라

운동에도 음양이 있다: 다양성과 균형을 맞춰라

일주일 계획을 세울 때 매일 어떤 운동을 할지 정하되 다양성을 추구하라. 자전거 타기와 요가, 수영과 태극권, 이런 식으로 균형을 맞춰라. 당신이 일상적으로 하는 운동은 다양할수록 좋다. 다양한 운동을 하면 부상 위험이 감소하고 민첩성이 유지되며 의욕이 쉽게 떨어지지 않는다.

한 가지 운동을 하는 동안에도 음양의 원리를 적용해보자. 음양의 조화는 자연스럽게 만들어진다. 예컨대 당신이 언덕길에서 자전거를 타고 있다면 처음에는 꼭대기로 올라가기 위해 열심히 페달을 밟을 것이고, 한동안 힘을 쓰고 나면 곧이어 수월한 구간으로 접어든다. 이 패턴을 다른 운동에도 적용해보라. 일정한 시간 동안 심장박동을 높게 유지하려고 너무 애쓰지 않아도 된다. 짧은 순간에 운

166

동 강도를 높이는 것이 더 효과적이다(68쪽을 참조하라.)

가장 중요한 것은 많이 움직이면서도 부상을 입지 않는 것이다. 자기 몸이 변화에 저항하지 않으면서 특정한 형태의 운동을 감당할 수 있는 능력에 관한 한, 어느 정도가 자신의 평상시 상태인지 아는 안목을 키워라. 이것이 운동에서 '음'의 영역이다. 당신의 몸을 최대한 건강한 상태로 만들기 위해 운동을 열심히 하려는 동기와 의욕을 키워라. 이것은 '양'의 영역이다.

자세가 좋다면 달리기도 괜찮은 운동이다. 하지만 나는 달리기를 하다가 부상당한 환자를 많이 만났다. 자전거 타기나 수영은 관절과 근육에 무리를 주지 않으면서도 운동 효과를 충분히 볼 수 있다.

무슨 일이 있어도 그날그날 얼마나 높은 강도의 운동을 할지는 당신의 몸 상태에 따라 결정해야 한다. 방심하지 마라. 부상을 예방하고 최상의 몸 상태를 유지하려면 항상 주의를 기울여야 한다. 몸이 이끄는 대로 어떤 운동이든 할 수 있고, 몸이 음식을 원할 때와 단식을 원할 때, 일찍 잠자리에 들어야 할 때와 격렬한 운동을 하기 좋을 때를 저절로 알 수 있는 것은 완벽한 세상에서나 가능한 일이다. 현실에서는 몸을 주의 깊게 살피고 몸이 하는 말을 잘 따르는 수밖에 없다.

신기술을 활용하는 데 익숙하다면 오우라링Oura Ring같이 신체활동을 추적할 수 있는 웨어러블 스마트 기기를 활용하라. 이런 기기는 당신의 심장박동 변화를 측정해서 그날그날 당신의 몸이 격렬한 운동에 적합한지, 아니면 가벼운 운동에 적합한지를 알려준다. 심장박동의 변화는 신경계(신경계는 온몸 구석구석에 영향을 끼친다)가 제 기능을 수행하고 있는지를 알아보는 좋은 척도다. 당신이 신기술에 익숙하지 않다면 그저 몸을 잘 살피고 주의를 기울이기를 권한다. 그리고 힘이 많이 드는 운동을 하는 것보다 신체활동을 꾸준히 하는 것이 훨씬 중요하다는 사실을 기억하라.

근육량 유지는 결정적이다

대다수 사람은 40세가 넘으면 매년 1퍼센트의 근육을 잃어버린다. 그래서 70세가 될 무렵이면 우리는 20대 때 근육량의 절반 정도만 가지고 활동해야 한다. 이것은 나이듦의 자연스러운 과정으로 '근감소증'이라고 불린다. 중년 이후에도 건강하게 지내려면 근감소를 최소화해야 한다.

50대 후반까지는 근감소증을 크게 걱정하지 않아도 된다. 당신 자신을 잘 돌보고 운동을 하면 대개는 괜찮다. 60~65세 정도부터는 단백질 섭취량을 25퍼센트 정도 늘려야 한다(설령 동물성 단백질 섭취량이 늘어난다 하더라도).

퍼즐의 다른 조각은 근력운동이다. 일상생활 속에서 끌기와 물건 들어올리기 같은 저항성 운동resistance exercise을 하면 근육량을 유지하는 데 도움이 된다. 근력운동이란 단순히 뭔가를 들어올리는 운동이 아니다. 근력운동은 저항성이 있는 모든 활동을 가리킨다. 저항성은 운동용 밴드, 공, 아령, 바, 끈, 운동기구, 그리고 자신의 체중(요가에서 몸을 평평하게 유지하는 플랭크 자세 또는 푸시업의 하강 동작을 생각해보라)에서 나온다.

나이가 들면 가벼운 물체를 가지고 연습하는 것이 좋다. 근육이 일을 하지만 관절에 통증이 느껴지지는 않는 안전한 운동을 하라. 다음 날 약간 욱신거릴 정도(물론 관절이 아니라 근육이 욱신거려야 한다!)라면 충분히 열심히 운동한 것이다. 적어도 일주일에 두 번은 어떤 방식으로든 근력운동을 하라.

근력운동을 강화하라는 것은 유산소운동을 하지 말라는 뜻이 아니다. 유산소운동은 근육량을 늘려주지는 않지만 혈액순환을 촉진하고, 세포의 미토콘드리아를 배가시키고, 근육에 산소를 공급하고, 시구력을 키우고, 장수 유전자를 활성화(다른 말로 '상향 조정upregulate')한다. 근력운동과 유산소운동을 병행하되 최대한 여러 가지 운동을 배합하라. 교차 운동cross training은 다양한 채소를 먹는 것과 비슷한 개념이다. 특정한 채소에서 특정 영양소를 얻는 것처럼 다양한 동작을 통해 다양한 방식으로 몸에 영양을 공급하라. 다양한 운동은 부상을 예방하는 데도 도움이 된다. 부상은 특정 부위에 지속적으로 스트레스가 가해질 때 발생하는 경우가 많기 때문이다.

단백질과 근력운동은 근육량 유지에 반드시 필요한 조건이지만 그것이 전부는 아니다. 전반적으로 건강한 생활방식을 유지해야 한다. 염증을 유발하는 음식을 멀리해야 하며, 잠을 푹 그리고 충분히 자야 한다. 병원에 가서 테스

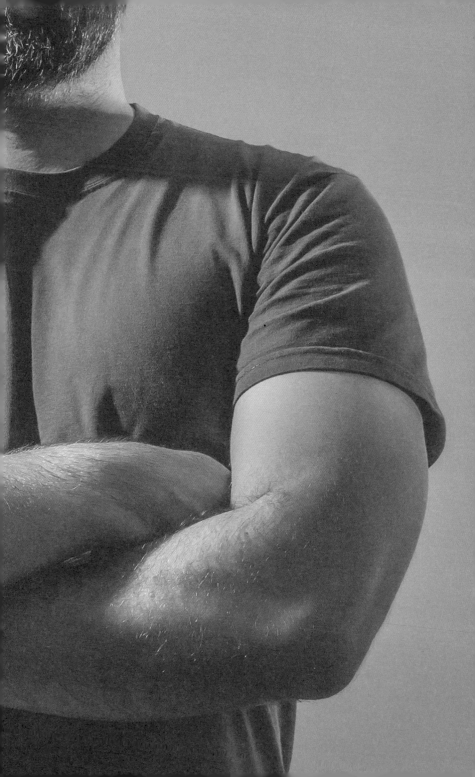

토스테론testosterone 검사를 요청하라(테스토스테론은 남자와 여자 모두의 몸에서 분비된다). 검사 척도는 테스토스테론의 총량과 유리 테스토스테론free testosterone 수치, 두 가지가 있다. 중요한 것은 유리 테스토스테론의 양이다. 만약 당신의 혈중 테스토스테론 수치가 낮은데 당신에게 어떤 증상이 나타난다면(항상 피곤하거나 성욕이 낮거나) 생동일성bioidentical 테스토스테론이 도움이 될지도 모른다(자세히 알고 싶으면 237쪽을 보라).

근육량 유지의 중요성은 아무리 강조해도 지나치지 않다. 근육을 너무 많이 잃어버려서 노쇠해지는 일은 피해야 한다. 그래서 당신이 어떤 운동을 좋아하든 간에 들어올리기, 상체운동crunching, 등산, 플랭크, 물구나무서기, 복싱, 수영, 자전거, 스쿼트, 프레스pressing, 풀링pulling, 푸싱pushing 등의 운동을 꾸준히 하라. 날마다 기회를 포착해서 저항성 운동을 하라. 가구를 옮기거나 호스를 끌어당기거나 상자를 운반하라. 목적이 있는 행동도 엄연한 근력운동이다.

이제는 다치지 않는 것이 더 중요하다

나이가 들면 회복이 어려워지고 회복 속도도 느려진다. 그래서 부상을 예방하는 데 집중해야 한다. 물론 나이 들어서도 땀이 쭉 빠지는 힘든 운동을 즐기고 그런 운동에서 쾌감을 얻는 사람도 있다. 그래도 극한까지 밀어붙이지는 마라. 운동을 지나치게 열심히 하는 것도 몸에는 스트레스로 작용한다. 그리고 스트레스가 너무 많으면 부상으로 이어지거나 면역체계를 긴장시킬 우려가 있다.

당신이 가진 능력의 80퍼센트 선에서 무리가 가지 않게 운동하라. 그리고 당신의 일상생활 중 어떤 행동이 몸을 상하게 만드는 것 같으면 그 행위를 중단하라. 적절한 운동을 오랫동안 지속하기 위한 요령은 다음과 같다.

스트레칭을 하고, 근막이완 운동과 준비운동을 하라. 이것은 시간 낭비가 아니다. 지난 몇 년 사이에 스트레칭 전문 클래스가 많이 생겨난 데는 다 이유가 있다. 우리는 스트레칭을 충분히 하고 있지 않다. 스트레칭이 부족하면 근육이 경직되고 근막이 수축되어 통증이 생기거나 부상을 입

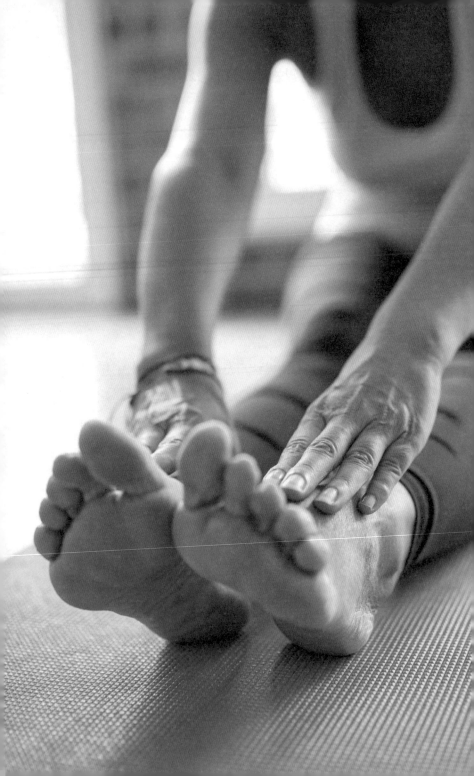

기 쉽다. 스트레칭으로 근육을 유연하게 해주면 관절이 편안해지고 자세가 바로잡히며 걸음걸이도 가벼워진다. 운동 전에 스트레칭을 하라. 수영을 하든, 자전거를 타든, 아령 운동을 하든, 요가를 하든 간에 시작은 천천히 하라. 몸에 시동이 걸릴 기회를 주어야 한다. 운동을 마무리할 때도 스트레칭을 하라. 여기서도 근막이완(73쪽 참조)을 한번 더 강조하고 싶다. 정기적으로 근막을 펴주면 몸이 열리는 느낌을 받고 통증이 완화되며 부상 위험도 줄어든다.

어디가 왜 아픈지를 관찰하라. 우리는 통증과 고통에 금방 익숙해진다. 몸이 스스로를 보호하기 위해 적응하기 때문이다. 당신은 계단을 오르내릴 때 아킬레스건이 너무 많이 늘어나지 않게 하고 무릎에 가해지는 충격을 줄이기 위해 발을 옆으로 비스듬히 돌리는가? 무거운 물건을 들 때는 어느 쪽 팔을 주로 쓰는가? 당신이 자주 하는 동작과 당신이 놓치고 있는 습관을 관찰하라. 그래서 문제를 회피하지 말고 바로잡아야 한다. 미봉책을 사용하다 보면 다른 부위를 다치게 마련이니까. 통증은 발에서 시작해서 엉덩이로 올라가고, 나중에는 허리와 어깨에 문제가 생긴다. 결국에는 불균형과 불편이 쌓이고 쌓여 문제를 해결하기가 어려워진다. 유능한 물리치료사나 신체역학 전문가(이를테면 알렉산더 테크닉Alexander Technique 전문가)의 도움을 받으면 당신의 걸음걸이, 가방을 드는 방식, 계단 오르기와 같은 일상적인 동작을 하는 방식을 파악하고 신체의 균형이 어디서 깨지고 있는지 알아낼 수 있다. 당신에게 필요한 운동을 잘 선택하면 하나의 부상에 대처하기 위한 행동이 다른 부상으로 이어지는 사태를 방지할 수 있다.

기다리지 말고 당장 조치를 취하라. 튼튼한 몸과 민첩한 움직임을 유지하면서 당신이 좋아하는 운동을 계속하려면 상황이 심각해지기 전에 문제를 인식해야 한다. 아픈 곳이 있는데 휴식을 취해도 나아지지 않는다면 전문가의 도움을 받아야 한다. 가만히 앉아서 기다리지 말고 최대한 빨리 전문가를 찾아가라. 부상을 당했는데 잘 낫지 않는다면 개입이 필요하다. 침 치료든 물리치료든 지압 마사지든 간에 조치를 빨리 취할수록, 그리고 당신의 나이가 어릴수록 효과가 좋다. 가장 약한 개입부터 시도하고 필요하다면 강한 개입으로 전환하라.

부상을 예방하기 위해 당신의 자세와 습관을 확인하라.

나이가 많든 적든 부정확한 동작을 반복하면 몸에 해롭다. 하지만 나이가 들면 회복이 어렵기 때문에 그 피해가 더 커진다. 운동을 하는 동안 정확한 자세가 어떤 것인지 알기 어려울 때도 있다. 설령 동작을 정확히 안다고 해도 거울 앞에서 운동하지 않는 한 자기 모습을 제대로 볼 수 없다. 상황을 더욱 어렵게 만드는 것은 신체역학을 잘 모르는 상태로 피트니스 수업을 진행하는 강사들이 많다는 점이다. 그리고 그런 강사들은 동작을 수정해주지도 않는다. 따라서 자기 몸은 자기가 책임져야 한다. 자세를 점검하고 교정해줄 수 있는 물리치료사 또는 숙련된 트레이너에게 일일 코칭을 받는 것은 스스로에게 좋은 선물이 된다. 전문가에게 다음과 같이 질문하라. "제가 이 동작을 할 때마다 여기가 아픈데요, 이 근육들을 사용하는 다른 운동은 뭐가 있을까요?" 요가처럼 부드러운 운동으로 알려진 운동도 부상으로 이어질 수 있다. 전문가를 찾아가서 운동 분석을 의뢰한다는 것이 쉬운 일은 아니지만, 용기를 내어 1년에 한 번꼴로 꾸준히 확인을 한다면 나쁜 습관이 들지는 않을 것이다. 몸에 무리가 가는 동작을 최소화해서 부상을 예방하는 일은 자신의 현재와 미래에 대한 투자라 할 수 있다. 90세가 되어서도 좋아하는 활동을 계속하기를 원한다면 말이다.

지나친 운동에서 얻은 뼈아픈 교훈

65세인 스티브는 뉴욕시에서 주최하는 마라톤을 두 번이나 완주했고 올해도 참가할 계획이라고 했다. 등이 굽은 그는 나에게 허리와 어깨 통증을 호소했다. "내 걸음걸이는 노인 같아요." "어쩌다 그렇게 되셨나요?" 체력과 근력에 자부심이 있던 스티브는 갑자기 몸이 마음대로 움직이지 않아서 충격을 받았다고 대답했다.

스티브는 여러 번 부상을 입었다. 하지만 나이 들어서도 부상 위험을 줄이는 방향으로 운동을 바꾸지 않았고, 중년 이후에 필요한 '보존 태세'를 취하지도 않았다. 그는 힘을 극한까지 사용하고 또 사용하다가 밤마다 항염증약인 알레브Aleve를 왕창 먹었다.

스티브는 둔부 근육의 경직이 특히 심했다. 그래서 달릴 때 둔부 근육들이 적절하게 움직이지 못했고, 등 근육의 할 일이 그만큼 많아져 등에 부담이 많이 갔다. 등 윗부분과 어깨도 굳어 있었는데, 책상 앞에 앉아 일하는 시간이 많아서 그런 것 같았다. 나는 스티브에게 우리 병원의 척추치료사에게 능동이완요법ART 마사지를 받아보라고 했다. 능동이완요법은 엉덩이와 등 윗부분의 근육을 이완시킨다. 진료실에서는 그에게 엉덩이와 등 윗부분을 중심으로 근막을 이완하는 방법을 가르쳐주었다. 우리는 그에게 날마다 자가 근막이완을 하고, 가능하다면 하루에 두 번을 하라고 지시했다. 스티브가 근막이완에 익숙해질 즈음 그가 딱딱해진 줄도 몰랐던 둔부 근육의 경직이 풀리고 몸 상태가 나아졌다. 둔부 근육들이 제 역할을 하자 등 아랫부분과 어깨의 통증이 사라졌다. 이 두 부분의 근육에 가해지던 하중이 줄었기 때문이다. 스티브는 이렇게 말했다. "20년 만에 처음으로 이완된 느낌을 받았어요." 나는 그의 등 아랫부분이 굽지 않고 민첩하게 움직이도록 하기 위해 태극권 수업을 권유했다. 그러자 그는 원래 하던 운동을 태극권으로 바꿨다.

스티브는 부상 가능성이 있는 동작을 배제하기 위해 운동 계획표를 변경했다. 그는 사고방식을 바꾸어 약으로 증상만 없애려 하는 대신 부상을 예방하고 현재의 몸을 보존하는 쪽으로 초점을 맞췄다. 우리는 그에게 항염증약을 완전히 끊으라고 조언했다. 그는 마라톤을 그만두기로 결심하고 자전거를 타기 시작했다.

스티브는 일주일에 한 번 적외선 사우나에 가서 정기적으로 마사지를 받기 시작했다. 자신의 몸을 부드럽게 돌보는 기술을 알게 된 것이다. 그는 센추리 라이드Century Ride(100마일 길이의 자전거 경주)에 참가하고 싶다는 이야기도 하지만 어느 때보다 자기 몸이 하는 이야기를 주의 깊게 듣는다. 항염증약은 완전히 끊었고, 통증에서 회복 중이다.

생각해 볼 것들

- 당신은 어디에 통증을 느끼는가?
  그 통증을 그냥 무시하는가?

- 당신이 격렬한 운동을 즐기는 사람이라면 운동을 빼먹은 다음 날 몸이 훨씬 가뿐하다고 느낀 적이 있는가?

- 당신은 부상을 영예롭게 생각하는가?
  그리고 부상당한 사람들의 기분을 생각해서 맞장구를 쳐주는가?

- 몸 상태가 가장 좋다고 느낄 때는 언제인가? (또는 언제 아픈가?)

- 나이 들면 당연히 생기는 것이라고 받아들인 통증은 어떤 것이 있는가?

- 자가 근막이완을 시도한 적이 있는가? 사우나는? 스트레칭을 늘렸는가?
  이 모든 것을 가로막는 장벽은 무엇인가?

- 당신의 예산에 정기적으로 마사지받는 비용을 끼워넣을 수 있는가?

큰 동작과 섬세한 동작을 골고루 하라

언제나 멈춰 있기보다는 움직이는 쪽을 선택하라. 직장에서 일할 때는 자세를 수시로 바꿔주고, 오랫동안 '꼼짝 않고' 있었다는 생각이 들면 어디서든 자세를 바꿔라. 어떤 사람들은 입식 책상standing desk이 해결책이라고 말하지만, 8시간 동안 한자리에 서 있는다면 8시간 동안 가만히 앉아 있는 것과 큰 차이가 없다. 우리의 목표는 자주 자세를 바꾸고 움직이는 것이다. 움직이고, 움직이고, 또 움직여라. 가능하다면 직장에서도 앉아 있다가 일어서고, 일어서 있다가 쪼그려 앉는 식으로 자세를 번갈아 바꿔보라(스쿼트를 한번 해보라. 느낌이 생각보다 괜찮을지 모른다). 그리고 가능할 때마다 걷거나 계단을 올라라. 그러면 몸 상태가 전반적으로 좋아진다.

섬세한 활동도 의미가 있다. 우리는 섬세한 동작을 하는 데 문제가 생기기 전까지는 섬세한 동작에 관해 생각할 필요를 못 느낀다. 타이핑, 요리, 악기 연주, 정원 손질, 점토 공작, 뜨개질, 종이접기 등의 여러 가지 섬세한 동작을 혼합하면 손의 민첩한 감각을 유지하는 데 도움이 된다. 이

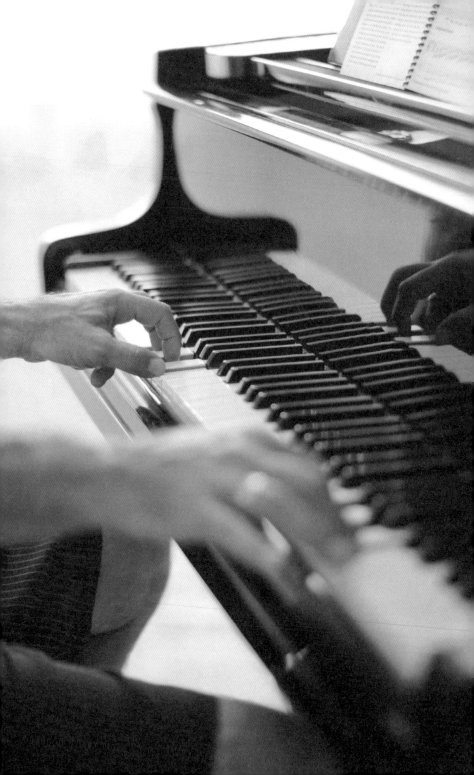

것이 이런 활동을 하는 주된 이유는 아니겠지만 분명 이점
이 있고 동기 부여에도 도움이 된다. 다양한 활동을 하면
패턴이 하나로 굳는 사태를 피할 수 있다. 현대인의 삶에
는 똑같고, 고정적이고, 정적이고, 반복적이고, 정지 상태
를 요구하는 일이 많기 때문에 의식적으로 섬세한 활동을
하면 유익하다.

뇌와 신체의 여러 부분을 골고루 사용하는 것은 건강하
게 나이 드는 데 핵심 요소다. 모든 영역에서 다양성을 추
구하라. 접시에 다양한 채소를 담고, 연령대가 다양한 사
람들과 어울리고, 다양한 운동을 하고, 일상 속에 다양한
큰 동작과 섬세한 동작들을 배치하라.

나에게 맞는 요가를 찾아라

이미 요가를 하고 있다면 당신은 요가를 하면 몸이 어떻게
달라지는지 알고 있을 것이다. 어쩌면 '요가'라는 표제어
에 뒤따르는 다양한 선택지에 대해서도 잘 알고 있을지 모
른다.

특별한 지식이 없는 사람들을 위해 설명하자면 요가에는 여러 종류가 있다. '회복적 요가'는 블록과 담요 같은 보조도구를 사용해 몸을 지탱한 채로 부드럽게 스트레칭을 하는 것이고, '아쉬탕가Ashtanga 요가'는 팔굽혀펴기를 신병훈련소에서 하는 것보다 더 많이 할 만큼 활동적이다 (그리고 요가식 팔굽혀펴기는 일반적인 팔굽혀펴기보다 훨씬 어렵다). 회복적 요가와 아쉬탕가의 중간에 '빈야사Vinyasa' 같은 대중적인 요가가 위치한다. '플로flow 요가'라고도 불리는 빈야사는 동작들을 물 흐르듯이 연결한다. 그 동작을 순서대로 하면 온몸이 골고루 펴지고 강화된다.

모든 요가의 공통점은 몸과 호흡의 결합 또는 '합일'이다. 지금 잠시 시간을 내서 당신의 호흡에 집중하라. 당신의 호흡은 가슴까지만 내려가는 얕은 호흡인가, 아니면 배를 부풀리는 깊은 호흡인가? 요가 강좌에서 강사의 지시에 따라 1시간 동안 들숨은 길게 하고 날숨은 더 끝까지 비워내고 나면 당신에게는 상상을 뛰어넘는 변화가 일어난다. 깊고 완전한 호흡이라는 선물은 요가의 수많은 이점 중 하나다.

요가는 근육이 짧아지거나 경직될 가능성을 줄여주기

때문에 나이 들수록 요가의 가치는 높아진다. 요가는 우리가 노트북 컴퓨터로 일하거나 휴대전화를 보려고 몸을 구부려서 생기는 '거북목'을 완화한다. 요가는 자전거 타기, 수영, 달리기를 하면서 단단해진 근육을 이완하고 늘려준다. 그리고 요가는 실제 동작도 중요하지만 몸에 대한 마음챙김과 철학을 포괄하며, 신체의 불균형을 알아차리게 해주고, 당신의 동작에 당신의 마음이 담기도록 해준다(헤드폰을 끼고 달릴 때와 반대다). 그리고 요가를 하면 몸과 호흡의 관계를 이해할 수 있다. 운동을 즐기고 신체적 한계에 도전하기를 좋아하는 사람들이 정적인 요가를 하면 아름다운 균형이 만들어진다.

의식적 호흡을 통한 이완

당신도 들어본 적이 있겠지만 호흡운동breathwork은 스트레스를 가라앉히고, 잠을 잘 자고, 전신의 긴장을 해소하는 데 도움이 되는 훈련이다. 호흡운동은 쉽고 간단하다. 호흡운동과 명상의 차이는 호흡운동을 할 때는 호흡을 조절하고 명상을 할 때는 호흡을 그냥 관찰한다는 것이다. 명상할 때는 호흡을 의식하지만 굳이 호흡을 바꾸려고 애쓰지 않는다. 호흡운동은 거창하지 않아도 된다. 천천히 하나에서 넷까지 세면서 숨을 들이마시고 천천히 하나에서 넷까지 세면서 숨을 내쉬는 것과 같은 간단한 방법도 있다. 애플워치Apple Watch나 핏빗Fitbit 같은 스마트밴드가 당신에게 시키는 일이 바로 이것이다. 하지만 반드시 장비가 있어야 호흡운동을 할 수 있는 것은 아니다. 나는 호흡 전문가 마거릿 타운센드Margaret Townsend(TheLivingBreath.com)가 알려주는 간단한 운동법을 좋아한다. 정기적으로 이 방법을 따라 하면서 호흡운동의 효과를 느껴보라. 호흡운동을 하면 긴장이 풀리고, 심신이 확장되는 느낌을 받으며, 스트레스가 많은 순간이나 유난히 힘든 날에도 쉽게 기분 전환을 할 수 있다.

가만히 앉아서 당신의 호흡을 빗줄기로 머릿속에 형상화합니다. 빗줄기가 당신의 몸을 구석구석 청소하고 영양을 공급하는 장면을 그려보세요. 기분 좋을 만큼 깊이 숨을 들이마시고, 숨을 완전히 내쉬고, 다시 들이마시는 숨이 잔잔한 물결처럼 솟아오르게 합니다. 숨결이 편안하게 흐르듯 순환한다고 생각하세요. 당신의 턱과 목구멍이 갈비뼈와 엉덩이 너비만큼 벌어진다고 상상하세요. 당신의 몸은 숨결이 흘러가는 열린 통로가 됩니다. 숨을 들이마시면서 영양분을 공급받는다고 상상하고, 숨을 내쉬면서는 몸을 청소해서 다음번 숨을 들이마실 공간을 확보한다고 생각해봅니다. 2~3분 정도, 또는 당신이 하고 싶은 만큼 이 흐름을 타면서 호흡하세요. 호흡운동이 끝나면 다시 평소대로 호흡하면서 가만히 여운을 느껴봅니다. 입가에 엷은 미소를 띄워보세요(이렇게 하면 얼굴 근육의 긴장이 풀립니다). 기분이 어떤가요?

마룻바닥이나 침대에 누워서 호흡운동을 하는 방법도 있다. 잔잔한 음악을 틀어놓고 누운 다음, 당신의 호흡과 심장박동을 그 음악의 리듬에 맞춰라. 두 손을 배에 편안하게 올리고 배가 부풀어올랐다가 꺼지는 것을 느껴보라(배가 자연스럽게 움직이지 않는다면, 배가 꽉 찰 때까지 최대한 숨을 들이마셨다가 배가 쏙 들어갈 정도로 최대한 숨을 내쉬어보라). 의식적인 호흡은 "심호흡을 하라"라는 오래된 충고를 더 발전시킨 결과물이다. 의식적인 호흡은 우리의 속도를 늦춰주고, 세포에 먹이를 주고, 기분을 전환하고, 상황에 대처하는 도구가 된다. 나중에는 자신도 모르는 사이에 호흡운동을 하게 된다. 엘리베이터 안에서, 출퇴근길에, 현금인출기 앞에 줄을 서 있을 때가 당신이 호흡을 가지고 실험해볼 기회다. 시간을 조금 늘려서 숨을 길게 들이쉬고 길게 내쉬면서 숨이 당신의 몸속 어디로 가는지, 그리고 다른 부위로도 퍼질 수 있는지 느껴보라. 단 30초 동안만 의식적인 호흡을 해도 효과가 있다.

영원의 수행, 태극권

당신의 삶에 건강에 도움이 되는 지속 가능한 습관과 행동을 추가하면 오랫동안 활력을 유지할 수 있다. 기다리지 마라. 지금 당장 시작하라. '평온'을 주요 목표로 삼는 무예인 태극권은 동작이 흐르는 물처럼 연결되며 몸에 충격이 작다. 지속 가능한 건강 습관이라는 측면에서 태극권은 타의 추종을 불허한다.

태극권에서는 일련의 동작들이 '식form'이라 불리는 순서대로 매끄럽게 이어진다. 태극권은 부드럽고 느리고 땅에 확고하게 발을 디디는 의식적인 움직임이며, 깊이가 있는 운동이다. 그리고 태극권은 거의 모든 사람이 할 수 있는 운동이다. 부상을 입었거나 장애가 있는 사람도 태극권 수련을 할 수 있다. 태극권은 신체 단련의 방법으로서 이점이 많다. 동양의 다른 수련법과 마찬가지로 태극권의 규칙들은 곧 철학사상이다. 점잖고 부드러우며 오랜 역사를 가진 태극권은 중년 이후의 사람들에게 특히 좋은 운동이다.

태극권에는 양식, 진식, 오식 등의 각기 다른 유파가 있는데 어떤 식은 길고 어떤 식은 짧다. 유파의 차이에 너무 매달리지 마라. 자기가 사는 나라에서 접할 수 있는 식을 선택하면 된다. 집 근처에 태극권 모임이 있어서 숙련된 강사에게서 직접 배울 수 있다면 꾸준히 수련할 가능성이 높아진다.

태극권은 부상의 위험이 거의 없으면서도 몸을 강하게 만들어준다. 태극권은 다리와 코어의 힘을 키워주고, 균형감각을 길러주고, 몸 어디에 긴장이 축적되는지 알아내서 그 긴장을 풀도록 해주고, 몸이 땅에 확고하게 뿌리 내리도록 해준다. 그리고 태극권은 장소에 구애받지 않는다. 하나의 식을 배우고 나면(일례로 짧은 '양식' 태극권은 약 7분 동안 동작이 이어진다) 어디에서나 수련이 가능하다. 거리에서, 공원에서, 심지어 당신이 창피해하지만 않는다면 공항에서도 할 수 있다.

나이가 들면서 겪는 가장 큰 어려움은 몸이 쇠약해지는 것이다. 지금 당장은 당신이 쇠약해진다는 것을 상상하기 어렵겠지만 노쇠의 위험은 서서히 당신을 덮칠 것이다. 태극권, 요가, 근막이완 같은 운동을 통해 민첩성을 유지하라. 이런 운동들은 당신의 몸이 가장 건강하게 나이 들게 해주고 언제까지나 즐길 수 있는 부드럽고 지속 가능한 운동으로서, 쇠약해지는 것을 늦춰주는 역할을 한다.

기분이 좋아지는 전신 관리

대다수 사람들이 나이듦의 증거라고 생각하는 현상들은 사실 몸이 매일매일 더 많은(그리고 더 나은) 회복을 필요로 한다는 신호일 따름이다. 통증이 나타날 때까지 가만히 기다리지 말고 몸이 규칙적인 회복을 돕는 습관을 당신의 일정표에 추가하라. 현대사회는 회복(수면, 근육이완, 사우나, 누워서 책 보기)을 사치로 취급한다. 이제 우리는 이런 식의 사고를 버려야 한다. 당신이 활동적인 사람이라면 웰니스를 위해 근육을 이완하고 관절의 하중을 덜어주고 몸속의 기(에너지)를 순환시키는 모든 행동이 반드시 필요하다.

몸속의 기를 순환시키는 행동은 여러 가지가 있지만 서양의 의사들은 모든 선택지를 들여다보지 않는다. 이제부터 우리가 환자들에게 권했던 것들 가운데 일반적인 양생(한 달에 한두 번 마사지를 받으면 건강에 아주 좋다)에 도움이 되었거나, 관절염 같은 만성 통증과 특정한 부위의 부상에 효과가 좋았던 처방들을 소개하려 한다. 어떤 양생법이 당신에게 가장 잘 맞는지는 당신이 판단할 문제다. 이 판단에는 개인의 취향이 개입되고, 비용도 따져봐야 하고, 보험도 변수가 되고, 숙련된 치료사를 구할 수 있는지도 고려해야 한다(치료사는 친구 또는 신뢰할 수 있는 의료인에게서 소개받는 것이 좋다). 한마디로 말하자면 이제부터 당신만의 양생법을 하나 정해놓고 그것을 자기관리라고 생각하라. 왜냐하면 신체 기능을 향상시키기 위해 조금 더 노력하는 것이야말로 나이듦에 대처하는 최상의 방법이기 때문이다. 참고할 만한 몇 가지 아이디어는 다음과 같다.

마사지를 받아보자. 종류는 상관없다. 숙련된 마사지 치료사에게 마사지를 받으면 온몸에 새로운 기운이 돈다. 예산에 여유가 있다면 정기적으로 마사지를 받아보라. 삶이 바뀔 것이다. 특정 부위에 통증이 있다면 능동이완요법이 효과적이다. 능동이완요법은 근육과 근막에 정교하게 압박을 가하면서 그 압박이 가해지는 동안 특정한 동작을 취하는 것이다. 예컨대 당신이 팔을 움직이는 동안 치료사는 당신의 어깨 근육에 압박을 가하면서 어깨 근육이 움직이는 범위 내에서 경직된 곳을 찾아내 이완한다. 능동이완요법은 근육, 힘줄, 인대, 근막, 신경의 문제 해결에 효과적이다. 그리고 능동이완요법 자격증을 가진 치료사들은 매우 정교한 훈련을 받은 사람들이다. 또 하나의 심부조직 마사지로 근막이완치료myofascial release therapy가 있다. 근막이완치료는 장시간 동안 느리게 압박을 가하는 심부조직 마사지의 한 종류다. 마사지를 받는 동안에는 아픔을 느낄 수 있지만 결과는 아주 만족스러울 것이다.

침술은 근육통, 스트레스 완화, 불면증, 두통, 호르몬 문제 등에 효과적이다. 침술의 근본 원리는 우리의 몸이 마치 강처럼 기를 순환시키는 통로들로 이뤄져 있다는 것이다. 침술은 기가 막힌 곳을 뚫어서 기의 흐름을 회복한다(서양식으로 말하자면 근막의 수축을 완화한다). 침술에 사용되는 침은 주사기에 사용되는 바늘보다 훨씬 가늘고, 딱딱하지 않아서 부드럽게 휘어진다. 어느 자리에 침을 놓느냐에 따라 바늘을 아예 느끼지 못할 수도 있고 약간 따끔할 수도 있지만 아픔은 몇 초 만에 사라진다. 많은 사람이 침술로 이완 효과를 톡톡히 본다.

정기적으로 사우나 또는 적외선 사우나에 가면 염증이 줄어들고 심신과 영혼의 긴장이 풀린다. 사우나는 관절염과 같은 만성 통증에 도움이 되고, 무엇보다 근육을 과도하게 사용해서 생긴 통증을 없애준다. 더 자세히 알고 싶다면

77쪽을 참조하라.

알렉산더 테크닉은 신체를 민감하게 지각하는 기법이다. 알렉산더 테크닉은 서 있거나, 앉아 있거나, 다른 자세를 취할 때 동작을 수행하고 건강한 자세를 유지하는 데 노력을 가장 적게 들이는 것을 목표로 한다. 강좌는 일대일 또는 소그룹으로 진행된다. 알렉산더 테크닉은 특정한 부상, 특히 동작을 반복해서 생긴 통증을 치료 또는 예방하는 데 효과적이다. 그리고 몸속에 스트레스가 많이 쌓여 있는 경우에도 도움이 된다. 알렉산더 테크닉은 전반적인 웰빙 증진을 위해 좋은 선택이다.

 통증을 완화하고 심각한 통증을 예방하기 위해 혼자서 할 수 있는 일도 많다. 통증이 있는 모든 부위에 날마다 자가 근막이완을 꼼꼼하게 하면 마사지를 받는 것과 같은 효과가 있다. 근무환경을 개선하는 것도 매우 중요하다. 당신이 사용하는 의자의 높이는 적당한가? 근무환경 개선에 지원을 요청할 수 있는 사람이 직장에 있는가? 만약 당신이 운전을 많이 한다면 당신 차의 좌석 위치가 잘 맞춰져 있는지 점검하라. 특히 여성의 경우 운전석이 몸을 제대로 지탱해주지 못할 가능성이 있다. 혹시 요추베개lumbar pillow(허리를 받쳐주어 수면 자세를 올바르게 유지해주는 베개 - 옮긴이)가 필요한가? 의자용 방석은? 당신이 들고 다니는 가방은 어떤가? 한쪽 어깨에만 무거운 짐을 메고 다니는가? 종종 경직과 통증의 원인은 일상적인 행동에 있다. 원인을 찾아내서 그 원인을 없앤 다음 차이를 느껴보라.

하루에 20분 명상: 뇌를 끄는 연습

질문 하나. 당신을 괴롭히는 일이 있다면 하루 중 어느 시간에는 그 문제를 잊고 뇌를 꺼버릴 수 있는가? 그 일이 무엇이든 간에 그것에 대한 생각을 멈출 수 있는가, 아니면 그것에 대한 생각이 머릿속에 맴돌아 밤에도 잠을 이루지 못하는가? 이것이 명상을 해야 하는 유일한 이유는 아니지만 하나의 동기는 된다. 마음을 안정시키는 당신만의 방법을 찾는다면 당신을 갉아먹는 생각으로부터 잠시 벗어날 수 있다. 그런 생각에 빠져드는 것은 스트레스, 얕은 호흡,

그리고 신체 경직의 원인이 된다.

하지만 마음을 안정시키는 방법은 하나로 정해져 있지 않다. 명상을 꼭 정석대로 해야 하는 것도 아니다. 기다려지는 활동이 아니라면 결국 하지 않기 때문이다. 이럴 때는 하루에 20분을 쪼개서 자신에게 잘 맞는 활동을 하면서 마음을 진정시키는 편이 낫다. 긴장을 풀고, 전화기의 방해를 받지 않고, 즐거운 마음으로 할 수 있는 단순한 활동을 찾아보라. 조용한 장소에서 뜨개질을 하거나, 악기 연주를 하거나, 눈을 감고 좋아하는 음악을 듣거나, 공원에 나가서 맞은편의 나무와 사람을 그리거나, 천천히 걷거나(자연 속에서 또는 도심에서), 주변의 사물들을 유심히 관찰하라. 마당의 흙을 파거나, 밑그림에 색칠을 하거나, 숲속을 정처없이 거닐거나, 특정한 종류의 나뭇잎을 수집하라. 그때그때 다른 활동을 해도 된다. 날마다 또는 계절과 상황에 따라 당신 주변에 있는 것들을 활용하라. 수족관에서 노니는 물고기를 구경하라. 해변에 있다면 반질반질한 바다유리sea glass를 찾아보라. 공원에서 새나 꿀벌을 관찰하라.

이 시간을 중요하게 생각하고 약속처럼 취급하라. 자리에서 살짝 빠져나와서 옆방으로 가 문을 닫거나 밖으로 나가라. 중요한 것은 고전적인 명상법을 곧이곧대로 따르는 것이 아니라 당신의 마음이 날마다 20분 정도 고요한 장소에 머무르게 하는 것이다. 이렇게 20분의 휴식을 스스로에게 허용한다면 당신은 때로는 미묘하고 때로는 뚜렷한 전환을 체험할 것이다.

좌식 명상을 해보는 것도 더할 나위 없이 좋다. 이 책을 쓴 우리도 명상을 사랑한다. 명상의 이점은 이미 입증되어 있다. 명상에는 단기적 효과와 장기적 효과가 있는데, 단기적으로는 뇌의 노화를 늦추고 혈압을 떨어뜨리며 텔로미어(DNA 가닥의 양쪽 말단 영역으로 보호작용을 하는 부분)의 길이를 늘려준다. 명상은 당신에게 에너지를 제공하고, 집중력을 향상시키고, 숙면을 도와준다. 그리고 명상을 하면 기분이 좋아진다. 실제로 명상은 행복감을 선사한다. (당신이 명상을 해서 긴장이 풀리는 사람이라면 잠자리에 들기 전에 명상을 해도 좋다. 하지만 명상을 하면 오히려 에너지가 솟아난다는 사람이 더 많다. 그런 사람들에게는 낮시간 명상이 가장 좋다.)

명상을 처음 시작하는 사람들을 위한 훌륭한 애플리케이션도 있다. 헤드스페이스Headspace, 오크Oak, 메디테이션

Meditation, 캄Calm, 브리드Breathe, 브라이트마인드Brightmind 등의 앱을 사용하라. 또 명상센터나 요가 스튜디오를 찾아가면 강사가 직접 명상을 가르쳐주는 수업이 있다. 강사와 함께하는 그룹 명상은 당신이 명상 습관을 들이는 기간에 큰 도움이 된다.

요가와 마찬가지로 명상에도 여러 종류가 있다. 강좌나 앱에는 명상의 여러 유형이 섞여 있을지도 모른다. 가장 흔한 유형은 마음챙김 명상, 만트라 명상, 자애 명상이다. 처음 시도한 방법이나 강사나 앱이 당신에게 맞지 않더라도 명상을 아예 포기하지 말고 다른 유형의 명상을 시도하라. 계속 노력하면서 당신에게 맞는 방법, 목소리, 당신이 동질감을 느끼는 분위기를 찾으면 된다.

퍼즐의 마지막 조각은 '명상'

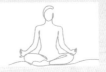

제이슨은 금융업에 종사하는 50세 남성이다. 그는 체중이 조금 늘었고, 예전처럼 강도 높은 운동을 할 수가 없었다. 그는 회사에 30대 젊은이가 많이 들어와서 신경이 쓰인다고 했다. 제이슨은 직업적 성공에서 정체성을 찾는 사람인데 일이 잘 안 되는 느낌을 받기 시작했다. 과거에는 한 번도 없던 통증과 고통을 느꼈고 골프 시합에서도 성적이 신통치 않았다. 성욕은 감소하고, 침대에서 보이는 모습도 예전과 달랐다. 뭔지 모를 변화가 찾아오고 있었다. 그는 겁이 났다.

5년 전 나는 제이슨에게 명상을 해보라고 권했지만 그는 그 조언을 받아들이지 못했다. 당시 그는 운동에 푹 빠져 있었는데, 운동은 구체적인 것이었고 몸이 튼튼해지는 느낌을 선사했기 때문이다. 그런데 이제 시대가 달라져서 금융업계 사람들, 특히 그의 선임자들은 너도나도 명상을 하고 있었다. 제이슨은 새로운 아이디어에 마음을 열기 시작했다. 우리는 명상에 관해 의논하긴 했지만, 나는 그가 식습관에 먼저 집중하기를 원했으므로 명상을 적극적으로 권하지는 않았다.

나는 식단을 바꾸는 데 2주라는 시간이 필요하다고 말했다. "설탕, 곡물, 전분질 탄수화물, 알코올을 식단에서 완전히 빼세요. 그래도 몸이 나아지지 않으면 전략을 수정합시다." 2주가 지나고서 그는 기운을 찾은 것 같았다. 그는 나를 찾아와서 이렇게 말했다. "활력을 되찾은 것 같아요!" 그는 영감을 받은 것 같았다. 건강이 좋아지고 있다는 주관적인 느낌은 매우 강렬했다. 그는 다음 단계로 넘어갈 준비가 됐다. "좋습니다. 육체적으로는 좋아지고 있어요. 이제부터는 정신적으로 기분이 좋아지고 능률이 높아지는 처방을 하겠습니다. 몸만 잘 쓰는 게 아니라 머리도 잘 쓰는 운동선수로 만들어드려야죠."

나는 제이슨에게 '캄'이라는 명상 앱을 설치해서 30일 동안 매일 명상을 해보라고 권했다. 변화를 느끼려면 30일 정도의 시간은 필요했기 때문이다. 제이슨은 하루에 한 번, 15분에서 20분 동안 명상을 했다. 한 달 후 그가 다시 병원을 찾았다. 체중이 7킬로그램 가까이 줄고, 골프 시합 성적이 좋아지고, 통증이 없어지고, 성욕도 되살아났다고 말했다. 마음이 평온하고 정신이 명료하며 일할 때

집중이 잘된다고도 했다. 나는 그에게 밤잠은 잘 자느냐고 물었다. 그는 잠에 대해서 전혀 의식하지 못하고 있다가 "네, 그러고 보니 잠도 더 잘 자네요"라고 대답했다. 수면은 모든 문제의 숨은 원인이다. 때때로 사람들은 질 좋은 휴식(수면뿐 아니라 명상도 포함)의 결여가 문제의 핵심 원인이라는 사실을 깨닫지 못한 채로 수면 부족이 낳은 결과에 대해서만 불평하며 병원을 찾는다.

생각해 볼 것들

- 당신은 1년 전과 비교해서 몸 상태가 어떻다고 느끼는가?

- 어떤 부분이 나빠지고, 어떤 부분이 좋아지고 있는가?

- 당신이 느끼는 몸 상태에서 어떤 부분을 추가하거나, 빼거나, 개선할 수 있는가?

- 당신이 생각하는 문제점은 무엇인가?

- 당신이 놓치고 있는 것은 무엇일까?

- 당신은 언제 몸 상태가 최고라고 느끼는가?

- 당신은 수면과 명상 같은 부드러운 웰니스 행동을 얼마나 진지하게 대하는가?
  수면이나 명상의 우선순위를 높이려면 어떤 노력이 필요한가?

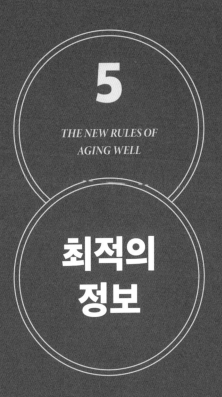

5

THE NEW RULES OF
AGING WELL

최적의 정보

최선의 나이듦을 위한
웰니스 심화편

영양제, 각종 검사, 최첨단 치료 및
자가추적에 관한 간략한 안내

면역력의 진실

최근 코로나19 COVID-19의 대유행 속에서 면역에 관한 혼란이 많다. 특히 노년층일수록 코로나19에 감염되면 죽을 것이라는 공포가 널리 퍼져 있다. 하지만 노년층이 고위험군인 이유는 단순히 연령이 높아서가 아니라 면역체계가 제 기능을 못하기 때문이다.

일반적으로 나이 든 사람을 보호해야 한다고 이야기하는 이유는 고령자 중 다수가 신진대사 기능이 원활하지 못하기 때문이다. 고혈당, 당뇨, 고혈압, 과체중 같은 증상들은 면역력을 저하시킨다. 하지만 이것이 꼭 나이 때문만은 아니다. 어느 연령대에 속하든 간에 신진대사가 원활하지 못한 사람들이 바이러스에 감염되면 위험이 더 커진다. 나이가 많다고 해서 반드시 면역 반응이 약한 것도 아니다.

그러나 나이가 들면 몸의 다른 모든 기관과 마찬가지로 면역체계도 더 많은 지원을 받아야 튼튼하게 유지될 수 있다. 그래서 젊을수록 몸이 튼튼한 것이다. 또 어떤 생활방식을 선택하느냐도 면역에 지대한 영향을 끼친다. 면역체계를 튼튼하게 유지하고 활력을 불어넣기 위해 당신이 할 수 있는 일은 많다. 이 책에서 알려주는 것들을 실천하면 된다.

우리가 대처해야 할 바이러스와 병원균은 앞으로 더 많아질 것이다. 생태계 파괴, 기후 변화, 그리고 밀집형 가축 사육시설을 생각하면 전염병의 대유행은 이번 한 번이 아닐 것이다. 당신의 몸이 건강한 면역체계를 갖추고 대비하도록 하라.

건강한 면역체계란 눈금이 정확히 매겨진, 잘 보정된 면역체계를 뜻한다. 병원체에 과도하게 반응하지 않고 지나치게 소극적으로 반응하지도 않아야 건강한 것이다. 코로나19 사태를 겪으며 우리가 목격한 것은 그 질병이 어떤 사람들에게는 치명적일 수 있다는 것이다. 몸에 바이러스가 들어가서 사이토카인cytokine(면역세포에서 분비하는 단백질-옮긴이) 폭풍이라는 과잉 면역반응을 일으키면 염증성

물질이 걷잡을 수 없이 분비되어 폐에 심각한 손상을 입히며, 때로는 그 손상을 돌이킬 수 없다. 현대사회는 뭐든지 '많을수록 좋다'는 메시지를 보내지만, 지나치게 활발한 면역 반응은 지나치게 약한 면역반응과 똑같이 위험하다. 하지만 이것은 의미론적인 표현일 뿐이고, 요점은 건강한 면역체계(눈금이 정확히 매겨진 면역체계)는 몸속의 다른 기관들과 별도로 존재하지 않는다는 것이다. 면역체계는 장, 폐, 피부와 밀접하게 연결된다. 그래서 혈당, 혈압, 체중 수치가 괜찮으면 면역체계의 기능을 최적화하는 데도 도움이 된다.

칼로리 줄이기, 신체운동 많이 하기, 단식, 질 좋은 수면, 스트레스 완화, 사교활동 등 이 책에서 권하는 방법은 모두 면역력 증진에 도움이 된다. 그리고 다음의 지침들은 면역체계에 큰 도움이 된다.

장내 마이크로바이옴의 건강. 앞에서 설명한 대로 우리 몸속 면역세포의 70퍼센트는 장 속 또는 장 주변에 있다. 프리바이오틱스, 프로바이오틱스, 사골국을 섭취하며 적극적으로 장을 보살피면 좋은 박테리아가 넘치는 건강한 마이크로바이옴을 가꿀 수 있고, 마이크로바이옴이 건강하면 장을 보호하는 장벽이 튼튼하게 유지된다. 이것이야말로 당신의 면역체계와 몸 전체의 건강을 관리하는 중요한 열쇠다.

파이토케미컬을 많이 섭취하고 설탕과 가공식품 섭취는 줄인다. 식물은 포식자로부터 스스로를 보호하기 위해 천연 화학물질을 생산한다. 이런 화학물질을 파이토케미컬phytochemical이라고 하는데, 이 파이토케미컬은 인간의 면역력 향상에도 도움이 된다. 식물의 종류에 따라 함유된 파이토케미컬의 종류도 다르므로 다양한 과일과 채소를 먹어야 한다. 이 조언은 지금껏 몇 번이나 반복한 이야기와 맥이 통한다. 당신의 식단에서 다양한 유기농 채소가 가장 큰 비중을 차지하도록 하라. 그것이 파이토케미컬을 많이 섭취하는 가장 좋은 방법이다(장에 프리바이오틱스를 공급하고 가공식품을 멀리해야 하는 것은 말할 필요도 없다). 유기농을 선택하는 것도 중요하다. 당신은 당신이 섭취하는 파이토케미컬과 각종 영양소가 온전하고 강렬하기를 바라지, 농약으로 뒤덮여 있기를 바라지는 않을 테니 말이다.

특정 영양소를 보충하는 영양제. 비타민D, 커큐민^{curcumin},
케르세틴^{quercetin}, 레스베라트롤^{resvertatrol}(이 영양소들에 관
해서는 다음에 자세히 설명할 것이다)은 면역력을 키워주
고 각종 증상과 합병증의 완화 또는 조기 치료에 도움이 된
다. 영양제는 각기 다른 작용을 하기 때문에 몇 가지를 결
합해서 섭취하면 시너지 효과를 얻는다. 영양제를 잘 섭취
하면 바이러스의 복제를 억제하고, 염증반응을 조절하고,
면역반응을 안정화하고, 세포의 방어 활동을 조절하는 데
도움이 된다.

면역과 장수를 위한 영양제

내가 추천하는 영양제의 대부분은 면역체계를 지원하고,
미토콘드리아(세포의 에너지원)의 기능을 강화하며, 장수
유전자의 경로를 활성화하는 제품들이다.

물론 영양제가 건강한 습관을 대신할 수는 없다. 신체

기능을 강화하려면 식단에서 설탕과 정제 탄수화물을 제거하고, 날마다 햇빛을 쬐고, 일상 속에서 신체활동을 많이 해야 한다. 영양제는 어디까지나 보조 수단이다.

영양제를 구입할 때는 당신이 감당할 수 있는 범위 내에서 가장 질 좋은 제품을 선택하라. 설탕, 젖당, 인공색소가 들어 있지 않은 제품이어야 한다.

생각보다 많은 사람이 영양제를 안 먹고도 건강하게 잘 산다. 하지만 내 경험으로는 영양제를 먹어서 해가 될 일은 없으며, 표적 영양소를 잘 섭취하면 대개는 면역력 증진에 도움이 된다. 아직 학문적 연구로 입증되지는 못했지만 나는 다음의 영양제들이 몸에 이롭다고 확신한다.

비타민D(비타민D는 비타민이 아니라 호르몬으로 보기도 한다)는 뼈의 건강과 여러 가지 대사 과정에 반드시 필요하다. 또 비타민D는 면역 기능을 향상시킨다. 최근 비타민D의 중요성에 관한 논란이 벌어지기도 하지만 나는 비타민D 섭취를 추천한다. 비타민D가 부족하면 특정 유형의 암이 유발된다는 설도 있다. 의사에게 당신의 비타민D 수치를 알아봐달라고 해서 수치가 낮으면(대부분의 사람은 낮다) 보조제를 섭취하라.

복용량: 당신의 비타민D 수치가 30 미만이라면 하루에 10,000IU를 복용하고, 수치가 30에서 50 사이라면(또는 수치를 모른다면) 하루에 5,000IU를 복용하라. 만약 수치가 50 이상이라면 하루에 2,000IU를 복용하라. 비타민D는 지용성 물질이므로 지방(아보카도, 기름진 고기 또는 생선, 식물성 버터, 무지방이 아닌 요구르트)과 함께 먹으면 좋다. 복용 효과를 높이고 독성 물질의 위험을 피하기 위해 비타민K 성분이 일부 포함된 비타민D 영양제를 선택하라(그런 제품은 많다). 비타민K는 심장 건강과 뼈 건강에 유익하다. 3개월 후에 당신의 비타민D 수치를 다시 검사하라. 매우 드문 일이긴 하지만 혈중 비타민D 농도가 너무 높아도 위험할 수 있다.

커큐민은 강황의 뿌리에서 추출한 물질로서 염증과 싸워 통증과 피로를 줄이고, 기분을 좋게 하고, 인지 기능을 향상시키고, 장수 유전자 경로를 자극한다. 또 커큐민은 암세포의 정상적인 발달을 방해하기 때문에 전통의학에서 항암 약재로 사용된다.

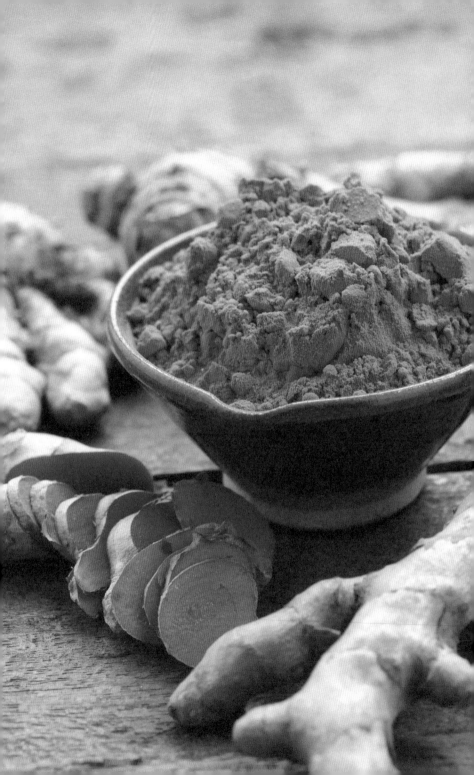

복용량: 하루 2회, 500~1,000mg을 복용하라. 지방(달걀, 아보카도 등 우리가 좋은 지방으로 분류한 것이면 다 좋다)과 함께 섭취해야 흡수가 잘된다. 요리에도 강황을 첨가하라. 강황은 전신의 건강을 증진하는 우수한 향신료다.

케르세틴은 식물성 색소(식물이 자체적으로 생산한 색을 지닌 물질)로서 포도, 베리, 체리, 사과, 양파, 브로콜리, 케일, 토마토, 차 같은 식품에 소량 함유되어 있다. 케르세틴은 항염증과 항생 작용을 통해 혈압을 낮추고, 노인성 질환으로부터 몸을 보호하고, 암의 발병 위험을 줄이고, 바이러스의 성장을 억제하고, 심장을 튼튼히 해준다. 음식에서 케르세틴을 많이 섭취할 수는 없으므로 영양제로 섭취하는 것도 좋은 방법이다. 케르세틴은 단독으로는 몸에 잘 흡수되지 않으므로 케르세틴의 흡수를 도와주는 비타민C 또는 브로멜린bromelin 같은 소화효소가 함유된 영양제를 추천한다.

복용량: 하루 500~1,000mg

알파리포산alpha-lipoic acid은 체내의 모든 세포에서 자연스럽게 생성되지만 그것만으로는 불충분하다. 알파리포산은 염증을 치료하고, 혈당을 낮추고, 면역체계를 조절하고, 피부 콜라겐을 보호하고, 신경계의 건강을 지키고, 다른 항생물질들의 효과를 높인다. 풀을 먹여 키운 붉은 고기에서도 알파리포산을 얻을 수 있다. 특히 내장 부위에 알파리포산이 풍부하다. 브로콜리와 시금치 같은 채소에도 알파리포산이 들어 있다. 하지만 대부분의 사람들은 알파리포산 섭취량이 부족하다.

복용량: 하루 300~600mg(고기를 먹지 않는 사람들은 300보다 600mg에 가까운 양을 먹어야 한다).

레스베라트롤은 강력한 항생 작용을 하는 폴리페놀이다. 레스베라트롤은 항염증제로서 암 예방 효과가 있다고 알려져 있고, 신경을 보호하므로 뇌에도 좋게 작용한다. 레스베라트롤의 효과는 칼로리 섭취를 제한할 때의 효과와 비슷하다.

　레스베라트롤은 체내 효소인 시르투인(장수 유전자의 하나)의 활동을 촉진한다. 시르투인은 특정한 생물학적 경로를 조절하며 노화 과정에도 관여한다고 알려져 있다. 레스베라트롤은 시르투인 효소를 활성화한다. 레드와인에도 레스베라트롤이 들어 있다는 말을 들어봤는가? 그것은 맞는 말이지만, 우리에게 필요한 레스베라트롤을 와인 형태로 필요량만큼 섭취하려면 하루에 150잔을 마셔야 한다. 포도껍질, 석류, 생카카오 같은 음식에도 레스베라트롤이 들어 있지만 하루 권장량을 채우려면 영양제를 먹는 수밖에 없다.

복용량: 하루 200~300mg

어유fish oil에는 오메가3 지방산이 풍부하다. 오메가3 지방산은 건강에, 특히 원활한 신진대사에 반드시 필요한 물질이다. 오메가3 지방산은 염증을 완화하고 심장질환, 당뇨, 관절염을 예방하는 효과가 있다. 대다수 사람들은 음식만으로는 오메가3를 충분히 섭취하지 못하고 있다(우리가 228쪽에서 추천한 혈액검사 중에 오메가3 수치를 측정하는 것도 있다). 어유는 수은 검사를 거친 좋은 제품을 구입하라.

복용량: 하루 1~3g

니코틴아미드 리보시드nicotinamide riboside, NR는 여러 면에서 노년의 건강에 도움을 준다. 니코틴아미드 리보시드는 비타민B3 전구체의 하나로서 체내에 들어가면 니코틴아미드 아데닌 다이뉴클레오타이드nicotinamide adenine dinucleotide, NAD+라는 조효소로 전환된다. NAD+는 모든 세포 안에 존재하는 물질이다. 세포 내 NAD+의 양은 나이가 들수록 감소하며, NAD+의 감소는 당뇨·심장질환·알츠하이머병과 같은 질환의 원인이 된다. NR은 NAD+의 수치를 높게 유지시키고 뇌의 기능과 인지 기능이 제대로 작동하도록 도와준다. NR은 레스베라트롤 및 케르세틴과 결합할 때 효과가 가장 크다. NR과 비슷한 니코틴아미드 모노뉴클레오타이드nicotinamide mononucleotide, NMN라는 영양소 역시 NAD+의 양을 늘려준다. NMN은 최근에야 시장에 나왔다. NR과 NMN은 기본적으로 동일한 기능을 수행한다.

NR 복용량: 하루 500~1,000mg

NMN 복용량: 하루 250~500mg

코엔자임큐텐CoQ10은 체내의 모든 세포, 조직, 기관을 위해 에너지를 생성하는 효소로서 심혈관을 튼튼히 하고 세포의 건강을 증진한다. 코엔자임큐텐은 몸에서 지속적으로 생산되는 항생물질이지만 나이가 들면 생산량이 점점 떨어진다. 코엔자임큐텐을 영양제 형태로 먹으면 세포의 회복력이 유지되고 손상에 덜 민감해진다(세포가 손상을 입으면 기관 손상으로 이어질 수 있다). 만약 당신이 고지혈증 치료제인 스타틴 제제를 먹고 있다면 코엔자임큐텐은 아주 중요하다. 스타틴은 당신의 몸에서 자연 생성되는 천연 코엔자임큐텐의 저장량을 최대 40퍼센트까지 줄일 가능성이 있다. 코엔자임큐텐이 감소하면 여러 형태의 증상이 나타나는데, 특히 근육통으로 많이 나타난다. 코엔자임큐텐을 섭취하기에 좋은 식품으로는 육류의 내장(일주일에 두 번만 먹으면 효과가 나타난다), 고등어와 청어가 있다. 그 밖에 땅콩·참깨·호두·팥, 그리고 시금치·브로콜리·고구마·파프리카·마늘·파슬리·아보카도·콜리플라워 같은 채소에서도 소량이기는 하지만 코엔자임큐텐을 얻을 수 있다.

복용량: 처음 4주 동안은 하루 200~400mg을 섭취하고, 다음으로 건강을 유지하기 위해 하루 200mg을 섭취하라. 코엔자임큐텐 중에서도 전자가 풍부한 활성형의 유비퀴놀

uniquinol 코엔자임큐텐을 찾아서 구입하라.

콜레스테롤에 관한 (뜬소문과) 진실

통념: 콜레스테롤은 나쁘다.

진실: 콜레스테롤은 좋은 것이고 우리 몸에 반드시 필요하다. 콜레스테롤은 세포막, 호르몬, 지방을 생산하는 데 도움이 된다. 뇌가 제대로 기능을 수행하려면 콜레스테롤이 꼭 필요하다. 콜레스테롤은 모든 세포막의 핵심 성분이다. 콜레스테롤 수치가 너무 낮으면 태양 광선을 비타민D로 전환하는 기능이 저하된다. 콜레스테롤이 없으면 에스트로겐이나 테스토스테론을 분비할 수도 없다.

통념: 심장질환을 치료하려면 높은 콜레스테롤 수치를 낮춰야 한다.

진실: 심장질환 치료에서 더 중요한 일은 중성지방 *triglyceride* 을 낮추는 것이다. 중성지방이 많은 것은 당신이 소비하는 열량보다 많은 열량을 섭취한 결과로, 특히 고탄수화물 식

품을 섭취할 때 중성지방 수치가 높아진다. 콜레스테롤에 초점을 맞추는 것은 근본 원인을 무시하는 일이다. 그것은 해열제를 먹어서 열을 떨어뜨리는 것과 비슷하다. 발열은 신체의 방어기제로서 체내에서 전투가 벌어지고 있다는 신호다. 그래서 인위적으로 열을 내리는 것은 몸에 진짜로 도움이 되는 일이 아니다. 그 열은 뭔가를 격퇴하기 위해 필요했던 것일 수 있기 때문이다. 우리의 몸은 바이러스와 싸우기 위해 열을 내는 방향으로 진화했다. 마찬가지 원리에서 우리의 몸이 염증에 저항하기 위해 콜레스테롤을 더 많이 만들어낸다는 증거도 있다. 이것은 최근에 와서 연구가 진행되고 있는 영역이므로 아직 확실한 답이 나와 있지는 않다. 문제는 이것이다. 당신의 높은 콜레스테롤 수치는 염증에 대한 몸의 대응인가? 몸의 소리를 듣고 염증을 완화하는 대신 약으로 콜레스테롤 수치를 낮춰버리면 오히려 몸의 보완적인 메커니즘을 억압하지는 않을까? 우리는 콜레스테롤 수치가 높아진 원인을 들여다봐야 한다. 그 수치가 우리에게 무엇을 말해주는지 알아내지 못한 상태로 수치를 낮추는 데만 골몰해서는 안 된다. 수치는 겉으로 드러나지 않는 복잡한 과정의 결과물이다. 그 수치에 대응하는 동안 우리는 진짜로 중요한 정보를 놓칠지 모른다.

통념: 콜레스테롤 수치가 낮으면 건강한 것이다.

진실: 낮은 콜레스테롤에 대한 우리의 집착에는 혼란과 오해가 섞여 있다. 연구 결과는 전반적인 콜레스테롤 수치가 높은 사람이 더 오래 산다는 것을 보여준다. 실제로 LDL(저밀도 지방단백질)과 HDL(고밀도 지방단백질) 수치를 측정하는 일반적인 혈액검사는 별다른 쓸모가 없다. 더 중요한 수치는 HDL 수치에 대한 중성지방의 비율이다. 그 비율은 낮을수록 좋다. 병원에 가서 그 비율을 알려달라고 하라.

통념: LDL 콜레스테롤은 나쁘고 HDL 콜레스테롤은 좋다.

진실: LDL과 HDL은 콜레스테롤이 아니다. LDL과 HDL은 혈관을 통해 콜레스테롤을 운반하는 단백질이다. 지방은 물과 잘 섞이지 않으므로 몸속에서 지방을 이곳저곳으로 운반하려면 운반체가 필요하다. 중요한 것은 HDL에 대한 LDL의 총량 비율이 아니라 입자의 크기다. 작은

LDL 입자는 문제를 일으킬 수 있지만 큰 LDL 입자는 문제가 되지 않는다. 작은 LDL 입자는 동맥 내막을 빠져나가 산화되어 손상을 일으키는 반면 큰 LDL 입자는 좋게 작용한다. 전통적인 검사는 의미가 없다. 더 좋은 검사 방법으로는 LDL 입자와 HDL 입자의 양과 크기를 포함한 심장질환의 주요 위험요인 몇 가지를 측정하는 고급지단백검사 advanced lipid evaluation(228쪽을 참조하라)가 있다. 하지만 설사 당신의 LDL 입자가 지나치게 작거나 수가 너무 많다고 해도 치료의 첫 단계는 식단과 운동이어야 한다. 여기에 어유(하루 1~3g), 베르베린(하루 3회, 500mg), 니아신(하루 1.5~3g. 소량으로 시작하고, 의사와 먼저 상담하라) 같은 영양제를 추가할 수도 있다. 최근에는 단식(28쪽을 참조하라)이 심장질환에도 아주 유익하다는 증거가 나오고 있다.

약을 자주 먹지 마라

나는 약을 먹는 것 자체에 반대하지는 않지만 약을 남용하는 것에는 반대한다. 어쩌다 알약 한 알을 먹는 것은 해롭지 않다. 사람들은 흔히 '약을 먹어서 나쁠 것은 없다. 약을 먹어서 낫는다면 좋은 거지'라고 막연하게 생각한다. 이것은 정확한 관념이 아니다. 영양제에 대해서는 이런 식으로 생각해도 되겠지만 약에 대해서는 그러면 안 된다.

대부분의 약은 신체의 특정한 기능(평소에는 긍정적인 기능)을 억제하는 방식으로 작용한다. 따라서 약을 장기간 복용하면 의도하지 않은 결과가 반드시 나타난다. 그리고 일반적으로 약은 증상을 치료할 뿐 숨은 원인까지 없애주지는 않는다. 당신이 차 운전을 하고 있는데 휘발유 경고등이 켜졌다고 하자. 이때 그냥 경고등 위에 검은 테이프를 붙여둔다고 해서 문제가 해결되지 않는다. 왜 휘발유 경고등이 켜졌는지(무엇이 문제인지)를 알아내서 해결해야 한다. 우리 몸도 마찬가지로, 어떤 증상이 나타났다면 무엇이 그 증상을 유발하는지를 확실하게 밝혀내려고 노력해야 한다. 알약 하나를 삼킨다고 해서 근본 원인을 파악하는 데 도움이 되지는 않는다.

놀라운 소식은 사람들이 흔히 복용하는 약이 별로 효과적이지 않다는 것이다. 그래서 약물 복용은 정상적인 시스템을 중단시키고 갖가지 부작용을 축적할 가능성이 있다. 그리고 애초에 그 약을 복용하게 만든 상황이 개선된다는 보장도 없다.

살다 보면 약을 복용해야 할 때도 있다. 그러나 나는 되도록 식단 조절, 운동, 숙면, 스트레스 감소로 몸을 먼저 다스리라고 조언하고 싶다. 다음은 과잉 처방되는 경우가 많은 약에 관한 정보와 그 약을 멀리하는 방법이다.

불면증 및 불안장애 약

대표적인 약(미국): 자낙스Xanax, 클로노핀Klonopin, 앰비언 Ambien, 아티반Ativan.

효능: 약이 잘 듣는 경우에도 효과는 보통이다. 이런 약들은 쉽게 잠들도록 해주지만 총 수면시간은 20~30분밖에 늘려주지 못한다.

부작용: 약물 의존의 위험, 치매와 기억 손상, 기분 변화, 변덕스러운 행동, 혼란, 졸음, 신체 동작의 조정력 저하, 몽유병. 심한 경우 잠든 상태에서 운전을 하기도 한다.

약 끊기: 이런 약들은 중독성이 있어서 끊기가 어렵다. 의사의 감독 아래 서서히 약을 줄이는 방식으로 끊는다.

대안: 마그네슘(75쪽 참조)으로 시작해서 글리신과 테아닌L-theanine으로 옮겨가고, 다음으로는 CBD오일을 복용해보라(CBD오일은 한국 내에서는 아직 시판이 허용되지 않는다-옮긴이). 여성의 경우 의사를 찾아가서 프레그네놀론pregnenolone과 프로게스테론progesterone이라는 호르몬의 수치를 알아보라. 수치가 낮게 나오는 사람은 대개 이 두 호르몬을 복용하면 잠이 잘 온다. 수면은 매우 복잡한 영역이라서 어떤 사람에게는 효과적인 방법이 다른 사람에게는 효과가 없을 수도 있다.

산역류 약

대표적인 제품: 넥시움Nexium, 프리바시드Prevacid, 프릴로섹Prilosec, 프로토닉스Protonix, 아시펙스Aciphex 같은 양성자 펌프 억제제PPIs와 잔탁Zantac, 펩시드Pepcid, 타가멧Tagamet 같은 히스타민 길항제가 있다. 이런 약들은 증상 완화에는 효과적이지만 문제의 근본 원인을 없애주지는 못한다.

부작용: 이런 약을 오래 복용하면 마이크로바이옴의 균형이 깨지고 폐질환의 위험이 생긴다. 마그네슘, 칼슘, 비타민B$_{12}$와 같은 영양소가 제대로 흡수되지 않아 비타민 결핍

으로 이어지기도 한다. 골절 위험이 높아지고 신장과 간에도 문제가 생긴다.

약 끊기: 산역류 때문에 약을 복용한 사람들은 대부분 약에 의존하게 되므로 복용을 쉽게 중단하지 못한다. 약을 끊으면 몸이 산을 더 분비(과다분비)해서 역류가 발생하는 등 부정적인 결과가 나타나기 때문이다. 그래서 서서히 양을 줄여가는 방식으로 끊어야 한다.

대안: 술과 카페인, 그리고 당신의 몸을 교란하는 음식을 피함으로써 역류를 방지하라. DGL^{deglycyrrhizinated licorice}(글리시리진 제거 감초)과 매스틱 수액^{mastic gum} 같은 영양제를 먹고 알로에베라 주스를 마셔라. 어떤 사람들은 실제로 베타인 HCL^{Betaine HCL} 알약 형태로 산을 섭취하면서 안도감을 얻는다.

콜레스테롤 약

대표 제품: 리피터^{Lipitor}, 메바커^{Mevacor}, 프라바콜^{Pravachol}, 크레스터^{Crestor}, 조코르^{Zocor}와 같은 스타틴 약물.

효능: 콜레스테롤 약은 콜레스테롤을 줄여주기는 하지만 콜레스테롤 수치가 낮은 것이 진짜로 유의미한 목표인지

에 대해서는 의문의 여지가 있다. TheNNT.com(NNT란 '치료가 필요한 수치number needed to treat'라는 뜻이다)이라는 웹사이트에 가보라. 몇몇 의사가 함께 만든 이 웹사이트는 스타틴을 포함한 다양한 약의 효능을 공개한다. 이 웹사이트는 질적으로 우수하고, 증거에 기반한 연구들을 토대로 정보를 제공하며, 외부의 후원은 받지 않는다. 이 웹사이트에서 여러 가지 약을 검색해보면 표준 복용법으로 스타틴을 복용해서 정말로 도움을 받은 사람은 소수라는 사실을 알 수 있다. 스타틴이 수명을 연장시켰다는 통계적으로 유의미한 증거는 발견되지 않았고, 오히려 그 약을 복용한 사람 217명 중 단 한 명을 제외하고 모두 비치명적 심장발작을 경험했다. 반면 스타틴을 복용하는 모든 사람은 기본적으로 부작용의 위험을 무릅쓰게 된다.

부작용: 근육통, 두통, 당뇨, 기억 손상의 발병 위험 증가.

약 끊기: 끊기 전에 의사와 상의하라.

대안: 설탕과 정크푸드를 줄이고 운동량을 늘린다.

항염증약

대표 약품: 애드빌Advil, 모트린Motrin, 알레브Aleve, 셀레브렉

스Celebrex, 나프로신Naprosyn.

효능: 이런 약들은 통증 완화와 심한 염증 완화에 효과적이지만 단기적으로만 사용해야 한다. 그런데 사람들은 이런 약을 오랫동안 복용하며, 놀랄 만큼 자주 복용한다.

부작용: 장기 복용하면 심장발작 또는 심장마비의 위험이 높아진다. 위궤양, 장누수, 마이크로바이옴 불균형 같은 갖가지 위장 관련 문제의 원인이 될 수도 있다. 그리고 신장에 문제가 생기거나 간에 염증이 생길 수 있으며, 빈혈·발진·알레르기 반응이 일어날 수도 있다.

약 끊기: 아무때나 끊어도 안전하다.

대안: 커큐민, 어유, 근육이완, 침술, 물리치료, 운동.

항우울제

심각한 우울증에는 항우울제가 효과적일 때가 있고, 경우에 따라서는 항우울제가 꼭 필요할 수도 있다. 그러나 경미한 우울증에 항우울제를 복용할 경우 플라세보 효과 이상의 변화는 없다는 연구 결과가 있다. 중등도moderate 우울증에는 항우울제가 어느 정도 효과는 있지만, 연구로 입증된 바에 따르면 항우울제보다 운동의 효과가 훨씬 크다.

당신이 경미한 우울증 또는 중등도 우울증을 앓는다면 항우울제와 결별하는 것이 좋다. 의사의 감독 아래 서서히 양을 줄여라. 많은 사람이 프로작Prozac, 렉사프로Lexapro, 팍실Paxil 등의 SSRI(선택적 세로토닌 재흡수 차단제) 항우울제를 끊고 나서 심각한 금단증상에 시달린다. 항우울제 복용을 중단하면 기분이 매우 나빠져서 자신이 원래 생각했던 것보다 더 심한 우울증에 걸렸다고 착각하고 다시 약을 복용하게 된다. 하지만 금단증상은 일시적인 것이다. 몸이 기준선을 재조정하려면 시간이 필요하다. 그래서 반드시 의사의 도움을 받아야 한다.

항생제

항생제는 생명을 구할 수 있는 약이지만 남용되는 경우가 많다. 항생제는 박테리아에만 작용하는데, 인후통과 부비강염은 대부분 바이러스가 원인이다. 꼭 필요한 경우가 아니면 섣불리 항생제를 복용하지 마라. 항생제는 장 속의 필수 미생물을 포함한 여러 종류의 좋은 박테리아를 죽인다. 그러면 당신의 마이크로바이옴이 파괴될 수 있고, 때로는 장기적인 악영향이 발생한다.

장수를 위한 혈액검사

검사에 대한 서양의학의 시각은 통합의료의 시각과 다르다. 내가 환자들에게 권하는 장수 판별 혈액검사는 일반적으로 의사들이 잘 하지 않는 검사다. 언젠가는 이 검사가 표준이 되겠지만, 현재로서는 당신이 이 검사를 받으려면 의사에게 검사요청서를 받아야 한다. 통합의료가 일반의료와 다른 점 또 하나는 우리가 이상적이라고 보는 혈액검사 수치가 주류 의학에서 간주하는 표준 수치를 넘어선다는 것이다. 이 차이는 간단한 질문 하나로 요약된다. 당신은 '정상적인' 수치를 원하는가, 아니면 신체 기능 수행을 최적화하는 수치를 원하는가? 우리는 당신이 정상보다 더 좋은 상태이기를 바란다. 우리는 당신의 몸이 최적이기를 바란다.

이 장에서 추천하는 검사들은 대부분 노화 생체표지자biomarker를 측정한다. 여기에는 질병을 가리키는 생체표지자뿐만 아니라 질병의 가능성을 나타내는 생체표지자도 반드시 포함된다. 생체표지자는 몸에 문제가 생겼다는 사실을 재빨리 알려주는 화재감지기와도 같다. 생체표지자는 마치 유방촬영술처럼 질병의 소인^{predisposition}을 발견하고 경고 신호를 보낸다. 문제를 조기에 인식하면 식단, 운동, 영양제, 습관을 통해 대처하기가 쉬워진다. 이런 검사들은 의사가 추천하는 일반적인 혈액검사를 대체하는 것이 아니라 그 혈액검사에 추가해서 진행하는 것이 좋다. 그리고 당신이 추가 검사를 받든 받지 않든 간에 이 책에서 추천하는 생활방식과 식생활은 아래의 모든 생체표지자에 긍정적인 영향을 끼친다.

호르몬 수치. 나이가 들면 대부분의 호르몬이 감소한다. 목표 수치는 다음과 같다.

- **갑상선자극호르몬**(TSH): 0.5~2.5microIU/mL

- **갑상샘호르몬**(Free T3): 3.0~4.5pg/mL

- **갑상샘호르몬**(Free T4): 1.3~1.8ng/dL

- **리버스 T3**(Reverse T3): 20ng/dL 미만

- **DHEA-S**: 300~450mcg/dL

- **프레그네놀론**^{Pregnenolone}: 50~150ng/dL

- **총 테스토스테론**: 500~1,000ng/dL

- **유리 테스토스테론**: 6.5~15ng/dL

- **프로게스테론**: 결과는 연령에 따라 달라진다. 생리주기 중 어느 시점에 있는지, 그리고 폐경기를 지났는지 여부에 따라 차이가 난다.

- **에스트라디올**Estradiol: 결과는 나이에 따라 달라진다. 생리주기 중 어느 시점에 있는지, 그리고 폐경기를 지났는지 여부에 따라 차이가 난다.

비타민 수치. 의사에게 비타민D, 비타민B$_{12}$, RBC(적혈구) 마그네슘, 엽산, RBC 아연 수치 검사를 요청하라.

당신이 도달해야 하는 수치는 아래와 같다. 이를 위해 영양제의 도움을 받아도 좋다.

- **비타민D**: 50~80ng/mL

- **비타민B$_{12}$**: 500pg/mL 이상

- **엽산**: 10~25ng/mL

- **RBC 마그네슘**: 5~6.5dL

- **RBC 아연**: 12~14mg/L

- **혈청 셀레늄**serum selenium: 110~150ng/mL

정밀 지질검사. 지질의 양과 심장 기능을 가장 정밀하게

측정하는 방법은 보스턴심장검사Boston Heart Test다. 이 검사는 염증 표지inflammaroty marker와 콜레스테롤 입자의 크기를 측정하고, 당신의 몸이 콜레스테롤을 지나치게 많이 분비하는지 또는 콜레스테롤을 지나치게 많이 흡수하고 있는지 여부를 알아본다. 이 두 가지 데이터는 매우 중요하다. 보스턴심장검사는 표준 콜레스테롤 검사보다 훨씬 많은 정보를 제공하며 아포지질단백질A-1, 아포지질단백질B, 리포단백질(a)와 같은 심장질환 발병 위험을 표시하는 중요한 요인을 측정한다.

염증 표지. 염증 표지는 몸속 불특정 부위의 염증을 악화시키는 것으로, 몸에 이상이 있다는 초기 징후일 수 있다. 모든 염증 표지가 낮게 나오는 것이 바람직하다.

- **C 반응성 단백질**: 1mg/dL 미만
- **인터류킨6** Interleukin-6: 3pg/mL 미만
- **종양괴사인자 알파**TNF-alpha: 6pg/mL 미만

오메가3와 오메가6의 비율. 오메가3와 오메가6의 비율이

적어도 3:1은 되어야 한다. 이 비율은 매우 중요하다. 만약 오메가6 대비 오메가3의 비율이 3보다 낮다면 쉬운 해결책이 있다. 어유를 복용하고, 요리할 때 식물성 식용유 대신 올리브유를 사용하고, 정크푸드를 멀리하고, 식당에서 파는 튀긴 음식을 먹지 마라(식당에서 사용하는 튀김유는 건강에 좋지 않은 기름일 가능성이 높다).

호모시스테인^{Homocysteine}. 호모시스테인 수치는 메틸화 정도를 측정한다. 메틸화는 하루에 수천 번 진행되는 생화학적 과정이다. 당신의 몸에서 메틸화가 제대로 진행되고 있지 않다면 독성물질 분해가 잘 이루어지지 않는다는 뜻이다. 호모시스테인 수치는 8보다 낮아야 한다.

인슐린 유사 성장인자 1. 인슐린 유사 성장인자 1^{IGF-1} 수치는 200 미만이 바람직하다. 나이가 들면 수치가 낮게 유지되어야 한다. 몸이 계속 '성장'할 필요가 없기 때문이다. 만약 중년 이후에도 뭔가가 성장하고 있다면 그것은 암일 수도 있다.

공복 인슐린. 가장 이상적인 수치는 5microIU/mL 언저리다. 수치가 높게 나온다면 정말로 당 섭취를 줄여야 한다. 공복 인슐린 수치가 높다는 것은 탄수화물 불내증과 당뇨병의 초기 징후일지 모른다. 대부분의 의사들은 18 아래의 수치가 좋다고 말하지만 우리는 그보다 훨씬 낮은 5를 목표로 하라고 권한다.

아포 지단백APO-E4 **유전자 변이.** 이른바 '알츠하이머 유전자'로도 불린다. 검사 결과 당신에게 아포 지단백이 있다고 해서 나중에 알츠하이머병에 걸린다는 뜻은 아니지만, 당신이 알츠하이머병에 취약하다는 해석은 가능하다. 생활습관만 바꿔도 발병 위험은 크게 감소한다. 이 책에 소개한 조언들을 따라라.

MTHFR 유전자 변이. 당신에게서 특정 형태의 MTHFR 유전자 변이가 발견된다면 당신의 MTHFR 유전자가 잘 작동하지 않고 있다고 볼 수 있다. 혈중 호모시스테인이 쌓여 각종 질병의 원인이 되기도 한다. MTHFR과 그 기능에 관한 연구는 아직 진화하는 중이지만, 이 돌연변이를 가진 환자에게 메틸화 B$_{12}$와 메틸화 엽산 영양제를 처방했더니 여러 가지 건강 문제가 개선되는 경우를 많이 목격했다.

웨어러블 기기를 이용한 자가추적 건강관리

핏빗 또는 오우라링 같은 스마트 기기들은 당신의 몸에 관한 데이터를 쉽게 수집한다. 당신이 몇 걸음이나 걷는지 (하루 7,500보를 목표로 하라. 7,500보는 5~6킬로미터를 걷는 것과 같다)를 세고, 심장박동을 추적하고, 체온을 측정하고, 심장박동의 변이도variability를 측정한다(당신의 심박변이도HRV가 높을수록 신경계의 회복탄력성이 커진다). 스마트 기기들이 깊은 잠(비렘수면)과 렘수면을 정확히 측정할 수 있는지 여부는 아직 불분명하지만, 당신이 얼마나 빨리 잠들고 얼마나 오래 잠들어 있었는지를 알려준다. 그리고 이 기기들은 당신의 수면 패턴을 파악하는 데도 도움을 준다. 기술이 발전함에 따라 앞으로 깊은 잠과 렘수면을 측정하는 기기도 발명될 것이다. 이런 기술은 큰 가치가 있다. 당신이 최신 스마트 기기 사용을 좋아해서 기기를 사용해 자가추적을 하려고 한다면 나도 찬성이다. 스마트 기기는 유용한 지침을 제공할 수 있고, 그것이 동기부여에 도움이 된다고 말하는 사람도 많다. 스마트 기기로 당신의 현재 상태를 확인하고, 스스로의 발전을 위해 노력하고, 다시 테스트하라. 앞으로 어떤 기술이 발달할지는 모르지만, 어떤 사람들은 이미 첨단 추적 기술을 활용해서 건강을 관리하고 있다. 몸에 혈당 모니터를 달고 다니면서 혈당의 변화를 실시간으로 보는 것도 가능하다. 극단적인 이야기로 들릴 수도 있지만, 이 기기들이 지금보다 낮은 가격에 나오면 널리 보급될지 모른다.

　말이 나왔으니 말인데 어떤 사람들에게는 데이터 수집이 유용하다기보다 스트레스가 된다. 강박증이나 불안장애, 섭식장애를 앓는 사람에게는 추적 장비가 잘 맞지 않을 수도 있다. 그런 질환을 앓은 적이 없더라도 당신 자신을 추적한다는 개념이 꺼림칙하게 느껴진다면 그런 기기를 이용하지 마라. 스마트 기기가 모두에게 맞는 방법은 아니다.

유전체 검사

유전자를 바꿀 수는 없지만 식단, 운동, 수면 등 생활방식의 변화를 통해 유전자가 발현되는 양상은 바꿀 수 있다. '유전체 검사 + 생활방식의 변화 = 건강하게 나이 들기'라고 생각하라. 나는 데이터를 활용해 장수 유전자를 상향 조절하려고 노력하고 있다.

유전체 검사로 생체표지에 관한 더 많은 정보를 얻을 수 있다. 그리고 정보가 많으면 당신의 건강 관리를 위한 맞춤형 조언을 받을 수 있다. 미국의 경우 유전체 검사 업체가 여럿 있는데, 개인 유전체 분석 서비스를 선도하는 대표 주자로 23앤드미23andMe를 들 수 있다(참고로 유전체 검사 가능 항목은 국가별 규제에 따라 차이가 있다-옮긴이). 소액의 수수료를 받고 결과를 분석해주는 서비스들도 있는데, 이 분석을 통해 당신에게 특정 비타민이 부족한지 여부를 파악할 수 있고, 당신의 일상적인 에너지 수준을 끌어올리기 위해 특정한 유전자의 기능을 최적화하는 방법도 알아볼 수 있다.

당신의 신진대사에 가장 좋은 식품은 무엇이며 당신의

몸에 가장 필요한 영양제는 무엇인지에 관해 깊이 있는 정보를 원한다면 3×4제네틱스3×4 Genetics 또는 뉴트리션 게놈 Nutrition Genome의 유전체 검사를 추천한다(이 두 업체는 23앤드미보다는 검사비가 비싸다).

유전체 검사를 통해 당신이 얻을 수 있는 데이터는 건강 상태의 전부가 아닌 일부라고 생각하라. 당신이 나이 드는 모습은 당신이 자신의 유전자를 어떤 환경으로 둘러싸느냐에 따라 달라진다. 당신이 몸을 위해 바람직한 행동을 할 때마다 스트레스 요인은 줄어든다.

생동일성 호르몬 요법

나이가 들면서 성기능 장애가 생기는 것은 흔한 일이지만 그것은 고칠 수 있는 증상이다. 호르몬이 변화할 때는 약간의 개입이 필요할 수 있고, 그렇게 해도 괜찮다. 하지만 그와 함께 당신의 생활방식도 들여다봐야 한다. 성기능 장애에도 전반적인 건강과 동일한 원칙이 적용된다. 젊은 시절에 했던 활동을 똑같이 하면서 모든 기능이 원활하기를 기대할 수는 없다!

호르몬은 교향곡과 비슷하다. 모든 호르몬이 협력해야 일이 순조롭게 이루어진다. 그러나 어느 한 사람이 음 이탈을 하면 그 실수를 덮기 위해 다른 사람이 더 열심히 연주해야 한다. 예컨대 음식은 인슐린이라는 호르몬에 영향을 끼친다. 탄수화물을 너무 많이 섭취하면 인슐린 반응을 자극한다. 탄수화물 외의 영양소가 부족하면 코르티솔 호르몬(스트레스 호르몬)에 영향을 끼친다. 그리고 인슐린과 코르티솔은 당신의 성호르몬에 영향을 준다.

성기능의 변화를 느낀다면 남자들은 발기부전 약을 처방받으러 달려가지만, 사실 가장 먼저 신경 써야 할 방어선은 식단, 운동, 수면 패턴, 스트레스다. 발기부전은 보통 시스템 순환에 문제가 생겨 일어난다. 발기부전은 몸의 어느 한 부분에 국한된 문제가 아니다. 만약 몸의 아래쪽에 문제가 있다면 심장과 뇌에서도 같은 일이 벌어지고 있다고 봐야 한다. 나는 발기부전 치료약에 반대하는 입장은 아니지만, 대개의 경우 남자 환자들에게 숨은 원인을 찾아서 치료하라고 권한다.

폐경기가 지난 여성들에게 가장 큰 고민거리 중 하나

는 질건조증이다. 나는 질건조증에 일반적으로 처방하는 호르몬제는 절대로 권하지 않는다. 나는 생동일성 호르몬bioidentical hormone을 추천하고 있으며, 이 처방에 나의 환자들은 만족도가 높다. 생동일성 호르몬은 식물에서 추출한 호르몬으로서 인체의 호르몬과 동일한 화학적 구조를 가진다. 여기서 이야기하는 생동일성 호르몬은 에스트로겐, 프로게스테론, 테스토스테론이다(이것들이 전부는 아니지만). 생동일성 호르몬은 조제 약국에서 젤, 크림, 알약, 패치 형태로 판매한다. 의사는 당신의 호르몬 수치를 측정한 다음 당신에게 딱 맞는 조제약을 처방해줄 것이다. 그러면 당신은 조제 약국에 가서 처방전을 제출해야 한다. 문제는 대다수 의사들과 FDA가 아직 생동일성 호르몬을 인정하지 않는다는 것이다. 그래서 당신이 생동일성 호르몬을 처방받으려면 전체론적holistic 진료를 하는 부인과 의사나 기능의학functional medicine 전문의를 찾아가야 한다. 의사로 일하면서 나는 생동일성 호르몬을 써서 좋은 결과를 얻은 사례를 수없이 목격한 반면 부작용은 거의 못 봤다. 호르몬 수치가 낮을 때는 생동일성 호르몬이 전통적인 호르몬 대체요법보다 안전하고 효과적으로 호르몬을 대체한다고 생각한다.

당연히 섹스에는 심리적 요소가 상당히 영향을 끼친다. 충분한 휴식을 취했을 때, 몸이 적극적으로 움직일 때, 장이 건강할 때, 삶을 잘 영위하고 있을 때, 몸이 탄탄하고 건강하다고 느낄 때, 함께하기를 원하는 사람과 함께 있을 때 성욕을 더 많이 느낀다. 이 책에 실린 식단, 건강에 좋은 작은 스트레스, 운동, 행복한 삶에 관한 모든 조언은 중년 이후의 건강한 성생활에도 도움이 된다. 그리고 당신의 성생활에 어떤 문제가 있다면 술을 끊는 것처럼 간단한 행동으로 그 문제를 해결할 수 있을지 모른다.

친밀감은 중요하다. 성기능에 어떤 문제가 있든 간에 친밀감을 포기하지는 마라. 어떤 치료가 필요하다면 그 치료를 받아라. 문제를 악화시키지 마라. 문제를 빨리 해결할수록 당신의 부부관계와 건강에 해를 덜 입힌다. 그리고 성기능 문제의 일부는 조기에 치료하면 간단한 개입으로도 해결 가능하다.

여러 연구에 따르면 당신은 나이와 상관없이 당신이 원하는 만큼 섹스를 즐길 수 있다. 나이듦에 관한 거의 모든 것과 마찬가지로 섹스에서도 당신의 몸과 마음과 영혼을

240

최대한 잘 보살피는 것이 핵심이다. 필요하다면 전문가의 도움을 받아서 몸과 마음과 영혼의 상태를 개선하라.

알츠하이머병을 막아주는 것들

뇌유래신경영양인자BDNF는 비교적 최근에 발견된 것으로 뇌 기능을 향상시키고 정신질환 발병 위험을 낮춰주는 물질이다. BDNF는 뇌 속에서 자연 생성되는 단백질이다. 이 책에서 추천하는 생활습관들을 실천하면 BDNF를 자극할 수 있다. 우리의 몸에는 수십억 개의 뇌세포가 있고, BDNF는 그 뇌세포들이 건강하게 활동하도록 돕는다. BDNF는 새로운 뇌세포와 경로를 생성하고, 이미 있는 뇌세포와 신경세포를 강화하며, 스트레스로 뇌세포가 손상을 입는 것을 막아준다. 또한 BDNF는 우울증과 알츠하이머병(또는 다른 유형의 치매)을 예방하며 숙면에도 도움이 된다.

　BDNF 증가에 도움이 되는 것은 무엇일까? 운동, 명상, 숙면, 간헐적 단식, 햇빛, 녹차, 그리고 특정한 영양소들이다. 또 BDNF를 늘려주는 물질 중 하나는 커피열매 추출물이다, 커피나무의 과육을 원료로 만든 커피열매 추출물에는 폴리페놀(항산화물질이 풍부한 미량영양소)뿐 아니라 뇌 기능에 도움이 되는 프로사이아니딘procyanidin이라는 화학물질이 함유되어 있다. 앞에서 언급한 커큐민, 오메가3 지방산(어유를 통해 섭취할 수 있다), 레스베라트롤, 마그네슘 등의 영양소들도 BDNF를 증가시킨다. 그러면 당신의 몸에서 BDNF를 앗아가는 것은 무엇인가? 당신이 짐작한 대로다. 스트레스, 피로, 고독감, 설탕, 가공식품.

다음에 열거된 것들은 모두 알츠하이머병 발병 위험을 낮춰준다.

질 좋은 수면	스트레스 감소
저탄수화물 식단	설탕 끊기
사교활동	명상
규칙적인 운동	열정/호기심
뭔가를 기대하는 것	다른 세대와 상호작용
평생학습	커피열매 추출물
커큐민	마그네슘

버섯	레스베라트롤
어유	이 책에서 권하는 거의 모든 것

노화 방지의 신기술

지금부터 소개하는 치료법들을 적극적으로 권하려는 것은 아니다. 이 치료법들 중 어떤 것은 좋은 효과가 기대되지만 위험도 따른다. 하지만 노화 예방이라는 분야에 어떤 신기술이 있는지 한번 알아보는 것도 나쁘지 않다. 이제부터 소개하는 방법들은 건강하게 나이 들기의 일반적인 법칙에 추가할 수도 있는 것으로 생각하라. 일반적인 법칙이란 적게 먹고, 더 많이 움직이고, 잠을 잘 자고, 명상하는 습관을 들이고, 사교활동을 많이 하고, 즐거운 일을 찾아보는 것이다.

메트포르민Metformin은 세계적으로 2형 당뇨병 환자들에게 가장 많이 처방되는 약이다. 여러 편의 동물 연구에 따르면 메트포르민은 혈당을 낮추는 효과 외에도 염증을 완화하고 세포에 작용해 노화를 지연시키는 효과가 있다. 메트포르민 복용의 효과는 장수 유전자의 경로에 영향을 끼친다는 점에서 소식의 긍정적인 효과와 비슷하다. 최근 FDA는 메트로프민이 인간의 노화를 늦추는 효능이 있는지를 검증하는 연구를 승인했다.

주의: 메트포르민은 지금까지 발견된 노화 방지 약물 중에 가장 유망할 것처럼 보이지만, 최근의 한 연구에 따르면 메트포르민이 운동의 효과를 떨어뜨릴 수도 있다고 한다. 또 메트포르민이 미토콘드리아의 기능을 억제한다는 연구 결과도 있다. 메트포르민은 비타민B_{12}의 흡수를 방해해 비타민B_{12} 결핍증의 위험을 높이며, 남성의 경우 테스토스테론 수치를 감소시킬 우려가 있다.

베르베린은 식물성 원료로 만든 보조제로서 자연에서 얻는 메트포르민이라고도 할 수 있다(메트포르민보다 안전하지만 효과는 작다). 베르베린은 혈당을 낮추는 물질이며 노화 방지에도 좋다고 알려져 있다. 메트포르민만큼 효과가 뚜렷하지는 않지만 특별한 부작용도 없다. 베르베린을 복용해서 나쁠 것은 없고, 도움이 될 가능성은 있다.

호르몬 요법은 새로운 것은 아니지만 진화하고 있는 분야다. 나이가 들면 호르몬의 양이 자연 감소하므로 호르몬 수치를 끌어올리면 노화를 방지하는 효과가 있으리라는 발상이다. 노화 방지에 흔히 사용되는 호르몬은 에스트로겐, 프로게스테론, 테스토스테론이다. 노화 방지에 활용되는 다른 호르몬들도 있다. 가장 유명한 것은 주사로 주입하는 인간 성장 호르몬hGH이다. 그 밖에 프레그네놀론, DHEA, 멜라토닌이 있다.

라파마이신Rapamycin은 몸이 칼로리 부족 상태라고 착각하게 만들어서 장수 유전자 경로를 활성화하고 세포의 자가포식을 촉진하는 약물이다. 그래서 이론적으로 라파마이신은 실제로 단식을 하지 않아도 단식을 한 것 같은 효과를 낸다. 동물 실험에서 라파마이신은 수명을 연장시키고 만성 염증을 감소시키는 것으로 밝혀졌다. 또 라파마이신은 노년기 질환인 암, 심혈관계 질환, 인지장애를 예방하는 효과가 있다고 알려져 있다. 메트포르민과 마찬가지로 라파마이신은 장수 유전자의 경로에 긍정적인 영향을 끼친다.

주의: 라파마이신을 장기간 규칙적으로 복용하면 인슐린 저항성, 포도당 불내성, 고지혈증(혈중 지방량이 많은 것)이 증가한다. 라파마이신을 고용량으로 복용하면 면역체계를 억제해 감염, 폐렴, 암의 발병 위험이 증가한다.

줄기세포 치료는 재생의학regenerative medicine의 대표적인 치료법이다. 재생의학은 손상된 조직이나 세포의 자연치유가 효율적으로 이뤄지도록 개입한다. 이론적으로 줄기세포 치료는 손상된 조직을 재생시킨다. 연구는 아직 걸음마 단계이지만, 새로운 줄기세포를 이식하거나 그 줄기세포에서 만들어지는 분자들을 보충하면 노화 과정의 일부를 늦출 수 있음이 몇 편의 연구로 입증됐다.

펩티드 치료는 아직 FDA의 승인을 얻지 못한 상태로 연구가 진행 중이다. 펩티드는 몸속에서 저절로 생성되거나 실험실에서 만들어낼 수 있는 아미노산의 짧은 사슬들로 이뤄져 있다. 펩티드는 다양한 노화 메커니즘에서 핵심 역할을 한다(펩티드가 들어 있는 화장품이 있다는 얘기를 당신도 들어봤을 것이다). 현재로서 가장 흥미로운 것은 에피탈론epitalon이라는 이름의 합성 펩티드다. 에피탈론은 강력한 항산화제로서 텔로미어를 연장시킨다고 추측된다.

신장분사치료cryotherapy는 '냉각요법 cold thermogenesis'이라는 범주에 속하는 여러 가지 치료법 중 하나다. 냉각요법이란 단시간 동안 매우 낮은 온도에서 치료하는 방법을 포괄적으로 의미한다. 보통 냉각요법은 특별한 방 또는 치료실에서 3~5분 동안 진행한다. 인체를 영하에 가까운 온도에 노출하면 호르메시스 반응(호르메시스를 기억하는가? 건강에 이롭게 작용하는 작은 스트레스 요인)이 유도되고, 장수 유전자 경로를 자극하며, 미토콘드리아의 생산량을 증가시키고, 염증을 완화한다. 현재 프로 운동선수들은 정기적으로 냉각요법을 활용하며, 신장분사치료 스파가 여기저기에 생겨나고 있다. 얼음 목욕과 냉수 샤워도 신장분사치료와 똑같이 효과적이다. 일부 전문가들은 신장분사치료보다 얼음처럼 차가운 물로 목욕하는 것이 몸에 더 좋다고도 말한다.

스트레스로 얻은 병, 이직으로 치유하다

47세의 칼라는 기업 법률 분야에서 일한다. 칼라는 노동시간이 길고 극심한 스트레스를 받는 직장에서 20년째 일하고 있었다. 나의 진료실을 찾은 칼라는 늘 피곤하고, 병을 달고 살고, 우울한 데다 무력감까지 느낀다고 말했다. 칼라는 기진맥진한 상태인데도 잠을 이루지 못했다. 친구들을 만나러 가거나 헬스클럽에 갈 시간도 없었다. 칼라는 직장을 그만두고 비영리단체에서 일하면서 사람들을 돕고 싶은 마음이 간절했다.

나는 칼라의 증상을 치료하기 위해 모든 수단을 동원했다. 식단을 조절하도록 하고, 약초 성분의 강장제와 부신 기능을 증진하는 영양제를 처방했다(부신계adrenal system는 스트레스에 대한 몸의 반응을 조절한다). 나는 칼라에게 스트레스 완화에 도움이 되는 습관을 만들고 시간을 내서 명상과 요가를 하라고 권했다. 또한 카페인을 비롯한 자극제는 끊으라고 했다. 하지만 아무것도 도움이 되지 않았다. 그녀는 그 뒤로도 온종일 피로를 느꼈다. 마침내 내가 절망적인 심정으로 말했다. "직장을 그만두고 아프리카 비영리기구에 가서 일하시면 어떨까요?" 그 뒤로 칼라는 우리 병원에 발길을 끊었다.

몇 달 뒤 칼라에게서 이메일을 한 통 받았다. "선생님, 조언해주셔서 고맙습니다. 지금 저는 우간다에서 비영리기구 일을 하고 있어요. 일은 무척 마음에 듭니다. 새로운 생활을 시작한 지 두 달쯤 되니 저의 증상이 싹 사라졌어요. 지금은 아주 건강해요." 이메일에서 그녀는 자신이 새로운 역할에 얼마나 고마워하고 있는지를 설명했다. 여전히 밤낮으로 일만 하지만(그것은 바뀌지 않았다) 자신이 존중받는 느낌이고 가치 있는 일을 하고 있다고 했다. 주변 환경도 긍정적이었다. 이메일만 봐도 칼라는 새로운 삶에 크게 만족하고 있음이 분명했다. 자신에게 해로운 직장을 그만두고 이로운 환경으로 바꿨더니 칼라의 건강은 금방 좋아졌고 그 효과는 오래 지속됐다.

생각해볼 것들

- 당신의 삶에는 긍정적인 요소가 충분히 있는가?

- 당신은 주변 사람들에게 사랑과 존중을 받고 있다고 느끼는가?

- 당신이 어떤 활동을 추가하면 긍정적인 요소와 고마워할 일이 많아지겠는가?

- 당신의 노동환경은 건강에 어떤 영향을 끼치는가?
  당신의 직업은 어떤 점에서 당신에게 활력을 선사하고, 어떤 점에서 해를 입히는가?

- 당신은 직장의 해로운 요소를 줄일 힘이나 유연성을 가지고 있는가?
  어떤 조치를 취하면 상황이 나아지겠는가?

- 미래에 당신을 행복하게 해줄 뭔가가 보이는가?
  어떤 취미활동이 기다려지는가?
  당신이 돕고 싶은 사람들이 있는가?
  지금 당장 그렇게 하지 못하는 이유는 무엇인가?
  그 장애물을 제거할 수 있겠는가?

- 당신에게 의미 있는 변화를 일으키기 위해 지금 실천할 수 있는 작은 일이 있다면?

6

THE NEW RULES OF
AGING WELL

날마다
하는 일

생활방식에
숨은 비밀

훌륭한 습관이 숨은 스트레스 요인을 없애주고
삶의 소소한 방식이 건강을 지키는 원칙이 된다

집안일을 스스로 하라

아마도 당신은 장수와 관련이 깊다고 알려진 동적균형평가sit to stand test에 관해 들어봤을지도 모르겠다. 평가방법은 다음과 같다. 손이나 팔을 사용하지 않고 마룻바닥까지 몸을 낮춰서 앉았다가 다시 일어선다. 이 평가로 당신의 수명을 예측할 수 있다고 말하기는 무리지만 이 평가는 당신의 몸 상태에 관한 정보를 제공한다. 이 동작에 도전하는 것만으로도 기능적 움직임functional movement의 필요성에 관한 짧지만 유용한 교훈을 얻을 수 있다. 기능적 움직임은 나이 들수록 더욱 중요해진다.

기능적 움직임이란 간단히 말하면 당신이 생활 속에서 일상적인 일들을 수행할 때 사용하는 움직임이다. 몸을 굽혀 침대 밑으로 청소기를 밀어넣는 동작. 빨래를 들고 계

252

단 위로 올라갈 때 팔과 상체를 굽히는 동작. 헬스클럽에서도 일상적인 움직임을 모방한 동작들을 '기능성 운동'이라고 부른다. 하지만 앞에서 설명한 대로 당신의 움직임을 당신이 헬스클럽에서 보내는 시간으로 한정하지는 마라. 온종일 움직이는 것이 훨씬 중요하다. 일상생활을 활기차게 하고 신체활동을 적극적으로 하라. 하루 동안 평범한 움직임의 기회를 찾아 마음껏 음미하라. 아래쪽 서랍에서 물건을 꺼낼 때는 스쿼트를 하고, 높은 선반으로 팔을 뻗을 때는 스트레칭을 하라. 자동차 뒤쪽의 트렁크 문을 들어올려 열고, 이웃이 피크닉 탁자를 운반하는 일을 도와주어라. 일상생활 속의 평범한 일들, 곧 쓰레기 내다버리기, 차고 안의 물건들 이리저리 옮기기, 잔디 깎기 등의 활동이 우리 몸을 민첩하고 튼튼하게 만든다. 그리고 이런 활동이야말로 다른 어떤 피트니스 처방보다 노화 방지에 큰 도움이 된다. 집안일을 남에게 맡기지 마라. 집안일을 할 때 당신은 자기도 모르는 사이에 몸에 아주 좋은 운동을 꾸준히 하는 셈이다.

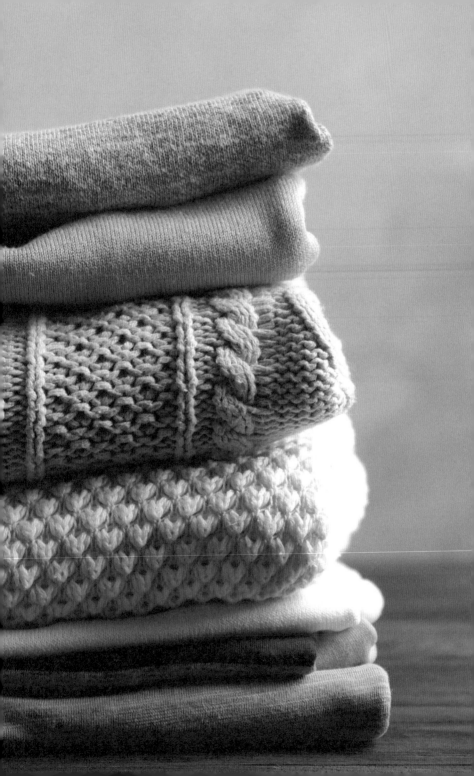

내 스트레스의 총량을 관리하라

당신의 스트레스 '총량'은 당신의 웰빙, 곧 당신의 몸과 마음과 영혼에 부담을 주는 모든 것의 합을 의미한다. 스트레스 총량은 당신의 전반적인 건강에, 특히 면역체계에 영향을 끼치기 때문에 아주 중요한 개념이다. 그리고 진체론적인 관점을 선택하면 현실적인 해결책을 통해 부담을 덜어내기가 쉬워진다. 돈 걱정부터 당신이 먹는 음식에 이르기까지 전반적인 사항들을 글로 정리해보라. 스트레스 요인에는 나쁜 노동환경, 수면 부족, 신체활동 부족, 설탕과 정제 탄수화물 과다 섭취, 집 안의 잡동사니, 음식과 물에 함유된 화학물질, 지나친 알코올 섭취 등이 포함된다. 스트레스 요인에는 큰 것도 있고 작은 것도 있다. 실직, 중요한 사람과의 관계 문제, 떨쳐내지 못하는 원망, 불편한 신발, 디지털 생활에서 느끼는 불안, 고독감, 가족 걱정, 만성적인 부상, 항상 일만 하고 휴식할 시간이 없다는 것, 심지어 지하실로 내려가는 계단이 삐걱거리는 것도 모두 스트레스 요인이다.

숨어 있는 스트레스 요인들도 찾아내라. 예컨대 집 안의 모든 화학약품과 세탁용품에 함유된 독성물질(환경워킹그룹의 '피해야 할 세탁용품' 목록을 참조하라. EWG.org)을 찾아내라. 흔히 사용하는 표백제도 스트레스 요인이다. 현대사회에서는 안전을 위해 독한 화학물질을 사용해야 할 때도 있지만 항상 화학물질이 필요한 것은 아니다. 그리고 화학물질을 자주 사용하지 않는 편이 면역체계의 건강에 더 좋다. 표백제는 반드시 필요한 상황에서만 사용하라. 공기 중의 다른 스트레스 요인에도 주의를 기울여라. 습기와 곰팡이가 걱정된다면 제습기를 사용하고 수시로 환기를 시켜라. 화학물질로 가득한 화장품에도 독성물질이 있다고 생각해야 한다. 이런 독성물질도 스트레스 요인에 포함된다.

'스트레스 총량'을 따지는 이유는 당신에게 해를 입히는 것들 중 상당수는 교정이 가능하기 때문이다. 쉬운 목표부터 달성해보자. 낡은 매트리스 때문에 잠을 푹 자지 못하는가? 자연에서 보내는 시간을 거의 못 가져서 자연결핍장애nature deficit disorder에 시달리는가? 간식으로 가공식품을 먹는가? 소셜미디어 때문에 밤늦게까지 깨어 있는가? 정수하지 않은 물을 마시고 있는가? 충분히 웃지 않고 살고 있는가? 어떤 것부터 변화시킬 수 있겠는가?

서로 관련이 없어 보이는 요소들이 모두 하나의 기계에 연료를 공급하고 있다. 그 기계는 바로 당신이다. 하나라도 변화가 생기면 기계의 성능이 조금은 개선된다. 그러면 다음 변화는 더 쉬워진다. 모든 것을 한꺼번에 바로잡을 필요는 없지만, 시간이 흐를수록 당신의 스트레스 총량이 점점 작아지도록 하라.

날마다 발을 돌봐주어라

발에 신경을 쓰고 살기는 쉽지 않다. 보통은 통증을 느껴야 발에 신경을 쓴다. 그리고 발이 아프면 생각이 발에만 집중된다. 신체 지속가능성body sustainability 전문가인 야무나 제이크Yamuna Zake('야무나'라는 이름으로 알려져 있다)에 따르면 신체의 어느 부위든 부상을 입으면 발에 부담이 간다. 다시 말해 당신이 발에서부터 부정적인 패턴을 만들면 문제는 발에 머물지 않고 위로 올라온다. 어떤 사람에게는 발 관리 보조기구가 도움이 되고, 어떤 사람에게는 별 도움이 못 된다. 하지만 나이 든 사람들은 날마다 발 관리를 해주면 좋은 점이 많다. 발 관리는 긴 시간을 요구하지 않으면서 진정 효과가 크다. 다음은 야무나의 제안이다.

신발을 자주 바꿔 신어라. 당연한 얘기지만 굽 높은 신발을 계속 신으면 문제가 생길 수 있다. 하지만 항상 운동화만 신어도 해로울 수 있다. 발이 건강하고 잘 움직이게 하려면 여러 종류의 신발을 신고 걸어다녀야 한다. 그러니까 신발을 자주 바꿔 신어라. 편안한 신발을 다양하게 갖춰놓고 번갈아가며 신어라. 그리고 발이 아픈 신발은 그만 신어라. 신발이 발을 아프게 한다면 어딘가 문제가 있다는 뜻이다. 그 신발을 신고 있는 동안만 문제가 생기는 것이 아니라 장기적으로 나쁜 영향이 있을지도 모른다.

하루 일과를 마치고 나면 맨발로 생활하라. 퇴근해서 집에 왔거나, 간단한 볼일을 보러 나갔다 오거나, 운동을 마치면 최대한 빨리 신발을 벗고 발을 쭉 펴야 한다. 저녁에 맨발로 걸어다니면 하루 내내 조이고 끼였던 모든 근육이 움직일 기회를 얻는다. 특히 잔디, 흙, 모래 같은 자연의 표면 위에서 맨발로 걸으면 대지와 가까워지는 느낌이 든다. 이론상으로는 현대적인 생활을 하는 동안 우리 몸속에는 양전하(양전하는 우리에게 이롭지 않다)가 쌓인다. 양전하는 우리가 먹는 음식이나 우리가 받는 스트레스에서 온다. 대지가 방출하는 음전하(음전하는 좋은 것이다)가 우리 몸에 들어오면 그 양전하를 상쇄할 수 있다. 하지만 이런 효과를 실제로 얻기 위해서는 피부가 대지와 직접 접촉해야 한다.

발을 마사지하라. 기회가 있을 때마다 발을 계속 움직이고 발에 자극을 주어라. 당신이 책상 앞에 앉아서 일하는데 남몰래 신발을 벗을 수 있다면 바닥에 테니스공이나 발마사지 도구를 놓아두고 일하는 동안 발바닥을 마사지하라. 발마사지 도구는 폼롤러와 원리는 같지만 크기는 더 작다. 하루에 5~10분 동안 발 스트레칭을 해주고 관절 가동 범위를 늘려주는 운동을 해주면 아주 좋다. 굽 높은 신발을 신는다면 저녁시간에 최소한 발, 발목, 종아리는 스트레칭을 해주자. 계단 위에 발끝으로 서서 굽 높은 신발이 최대한 낮게 위치하도록 뒤꿈치를 내려보라. 그 자세를 유지하면서 심호흡을 하고, 반대쪽 발로도 같은 동작을 반복한다.

피부를 지켜라

당신의 장과 마찬가지로 당신의 피부에도 마이크로바이옴이 있다. 당신이 피부에 바르는 물질은 그 마이크로바이옴의 일부가 되며 혈관으로도 스며들어간다. 따라서 비누든 로션이든 샴푸든 향수든 피부에 바르는 제품은 항상 신중하게 선택해야 한다. 어떤 제품이든 화학물질이 든 것은 피하라. 쉬운 요령은 다음과 같다.

항균 비누 말고 보통 비누를 사용하라. 첫째, 개념을 분명히 하고 넘어가자. 퓨렐Purell과 같은 손소독제는 알코올 성분의 살균제로, 항균 비누와는 다른 제품이다. 손소독제 중 알코올 성분이 60퍼센트를 넘는 제품은 손이나 물체 표면의 다양한 세균과 바이러스를 죽일 수 있다. 새로운 바이러스에 대한 우려가 커지는 시기에는 손소독제를 비누의 대용품으로 써도 좋다. 비누와 물로 손을 씻을 수 없는 상황에서 더러운 것에 노출됐을지도 모를 때(예컨대 슈퍼마켓에서 카트를 사용한 뒤)는 손소독제를 사용하라. 가정에서 손을 씻을 때 쓰려고 별 생각 없이 구입하는 항균 세정제는 조금 다르다. 항균 세정제는 당신의 몸에 필요한 좋은 균과 나쁜 균을 구별하지 않고 모조리 죽이는 화학물질이다. 항균 세정제의 주재료가 되는 물질인 트리클로산triclosan이 FDA에서 금지 처분을 받고 나서부터 항균 세정제 판매량이 줄어들고 있긴 하지만 여전히 우리 주변에서 항균 세정제를 쉽게 찾아볼 수 있다. 항균 세정제는 되도록 사용하지 마라. 항균 세정제는 바이러스 감염을 막아주지 못하고, 당신의 몸에 사는 좋은 박테리아를 공격하기 때문에 세포·조직·기관들의 정상적인 기능 수행을 방해할 수 있다.

화장품 홍보 문구에 속지 마라. 화장품 브랜드 중에는 겉으로는 순수를 내세우지만 실제로는 라우릴황산나트륨sodium lauryl sulfate, SLS, 라우레스황산나트륨sodium laureth sulfate, SLES, 프로필렌글리콜propylene glycol, 석유petroleum, 미네랄오일mineral oil(석유의 다른 이름), 그리고 합성 향이 들어간 제품이 많다. '식물 성분' '천연' '순수' 같은 말들은 별다른 규제 없이 사용할 수 있으므로 의미가 없다고 봐야 한다. 그리고 어떤 제품이 '파라벤paraben 무첨가'라고 해서 그 제품이 나쁜 재료로 가득 차 있지 않다는 뜻은 아니다. 전체 성분 표시를 읽어보라. 환경워킹그룹 웹사이트(EWG.org)에 가서 안전한 피부 관리 및 모발 관리 제품에 관해 자세한 정보를 얻으면 더 좋다.

피부가 건조해지지 않도록 잘 관리하라. 나이가 들면 피부가 더 건조해지므로 질 좋은 로션은 기본이고 각질 제거를 살살 해주면 좋다. 샤워하기 전에 드라이 브러싱을 즐기는 사람도 많다. 바디브러시로 피부를 깨끗이 쓸어주고 죽은 피부인 각질을 제거하면 기분이 상쾌해진다. 피부의 수분 회복을 위해서는 복잡한 제품을 많이 사용할 필요가 없다. 천연화장품을 찾아 써라. 아니면 시어버터, 코코넛오일, 아몬드오일 같은 유기농 크림과 오일을 사용하라. 단독으로 나온 제품도 좋고 두세 가지를 혼합한 제품도 좋다. 책이나 동영상을 참고해 집에서 천연 재료로 천연화장품 만들어 써보는 것도 추천한다.

보호막을 보호하라. 피부를 지나치게 박박 문지르지 마라. 피부의 '산성막acid mantle'은 환경오염 물질과 박테리아로부터 피부를 일차적으로 방어하는 미세한 막이다. 우리에게는 이 산성막이 꼭 필요하다. 그러니 피부는 살살 문지르자. 특히 얼굴은 조심해서 씻어야 한다. 과도한 클렌징은 자연의 건강한 보호막을 파괴한다.

주근깨나 쥐젖 같은 달갑지 않은 변화를 잘 살펴라. 피부에 뭐가 나기 시작하면 피부과에 가서 진단을 받아보는 것이 좋다. 나이가 들고 호르몬 분비가 바뀌면 피부만이 아니라 머리카락, 손톱, 눈에도 변화가 생긴다. 당신의 몸에 필요한 영양소를 잘 섭취하고, 정크푸드를 먹지 않고, 모공을 비롯해 여러 경로를 통한 독성물질 흡입량을 최소화한다면 피부 상태도 좋아질 것이다.

입안에도 마이크로바이옴이 있다

나이가 들면 치아 건강이 매우 중요해진다. 입속 미생물 군집의 불균형은 면역체계를 무너뜨리고 몸속에서 염증을 유발한다. 그리고 여러 편의 연구에 따르면 구강질환은 심장질환의 원인이 될 수 있다. 매일 치실을 사용하고 연 2회 스케일링을 하라. 전체론적 치의학(생물치의학으로도 불린다)이라는 신생 의학에서는 입속 마이크로바이옴을 통해 몸 전체를 치료할 수 있다고 본다. 한마디로 전체론적 치의학은 입의 기능의학이다. 전체론적 치의학에 관한 훌륭한 입문서로는 의사인 게리 쿠라톨라Gerry Curatola가 집필한 《입은 몸과 연결된다The Mouth-Body Connection》라는 책이 있다.

당신이 몸에 바르거나 몸속에 집어넣는 모든 물질과 마찬가지로 구강관리 제품들도 독성물질이 가장 적게 들어간 것을 사용해야 한다. 일반적인 치약에는 화학물질이 상당히 많이 들어 있으니 천연치약을 선택하라.

리스테린 같은 항균 구강청결제는 사용하지 마라. 항균 구강청결제는 좋은 박테리아까지 다 죽인다. 입냄새가 문제라면 톰스오브메인^{Tom's of Maine}과 같은 천연 구강청결제를 권한다. 하지만 입냄새가 좋지 않다는 것은 장에 문제가 생겼다는 신호일 가능성이 높다. 장내 마이크로바이옴 불균형 때문일 수도 있고, 혀의 상태가 나빠서일 수도 있다. 만약 혀에 두껍게 백태가 끼었거나 입에서 악취가 난다면 당신이 진짜로 해야 할 일은 따로 있다. 식단을 점검하고, 수면이나 스트레스 같은 다른 요인들이 장내 생태계를 망치고 있지 않은지 살펴봐야 한다. 말썽을 일으키는 음식을 조심하라. 예컨대 유제품을 섭취할 때마다 배가 아프다면 유제품은 입냄새에도 좋지 않은 영향을 끼칠 가능성이 있다. 말썽을 일으키는 식품을 찾아내기 위해 제거 식이요법을 써보라. 장내 마이크로바이옴 균형을 맞추고, 발효식품과 십자화과 채소(배추, 양배추, 브로콜리, 케일 등)를 많이 먹고, 줄기와 뿌리까지 섭취하는 쪽으로 식단을 개선하면 입냄새도 덜 난다. 어떤 사람들은 구강청결제 대신 자연 항균물질인 유기농 코코넛오일로 입을 헹군다. '오일 풀링^{oil pulling}'이라고 불리는 이 방법은 입속 마이크로바이옴에 유익하다고 알려져 있다.

그리고 나이가 들면 치아가 누렇게 변할 수도 있지만(치아 변색은 유전일 수도 있고 습관 탓일 수도 있다) 치아 미백은 하지 마라. 미백 제품은 표백제를 사용하는데, 표백제는 형태를 막론하고 멀리해야 하는 독성물질이다. 치아 미백 제품에 함유된 과산화수소는 에나멜질로 들어가서 화합물을 분해해 탈색을 일으킨다. 그러나 이 과정에서 과산화수소가 잇몸을 자극하고 치아의 에나멜질을 영구적으로 손상시킬 수도 있다. 치아를 하얗게 만들고 싶으면 치아미백 제품 대신 숯이 들어간 치약을 사용하라. 우리의 직관과 반대로 숯은 치아에서 얼룩을 뽑아내는 천연 미백제다. 버츠비Burt's Bee에서 숯(차콜) 치약을 만들어 판다. 숯 치약으로 이를 문질러 닦고 잠시 그대로 놓아둔 다음 잘 헹궈내기만 하면 된다.

밤에 먹으면? 체중이 는다!

밤에 음식을 잔뜩 먹는 것은 신진대사와 수면에 아주 해로운 일이다. 그리고 수면 주기를 놓치면 다시 신진대사가 저하된다. 생체 리듬을 고려하면 하루치 열량의 대부분을 오후 2시 전에 섭취하는 것이 가장 좋다. 대사율은 점심때 쯤 최고치에 도달했다가 천천히 내려간다. 늦은 오후가 되면 한낮처럼 열량을 효과적으로 분해하지 못한다. 그러면 밤에는? 몸은 당연히 '수면 기능'으로 전환할 준비를 하기 때문에 신체의 갖가지 기능이 느려진다. 그래서 밤에 음식을 먹을 경우 당신의 몸은 그 열량을 지방으로 저장했다가 나중에 에너지로 사용할 가능성이 높아진다. 스모 선수들은 체중을 늘리고 싶을 때 야식을 먹는다. 야식은 체중 증가의 지름길이다.

간식을 손에 들고 TV 앞에 털썩 주저앉아 있으면 편안하긴 하지만 신체의 기능 수행에는 방해가 된다. 그래서 꼭 16시간 단식을 하는 날이 아니더라도 밤늦게 음식을 먹는 일은 삼가야 한다. 특히 스트레스를 많이 받았을 때는 야식을 먹지 마라. 다음은 야식에 관한 중요한 질문과 답변이다.

밤에 스트레스성 폭식을 하면 어떤 일이 벌어지나요?

두 가지 호르몬이 자극을 받습니다. 하나는 스트레스 호르몬인 코르티솔이고 하나는 혈당 호르몬인 인슐린입니다.

이 두 호르몬을 자극하는 것은 살을 찌우기에 딱 좋은 방법입니다. 일반적으로 코르티솔 수치가 높고 인슐린 수치도 높은 것은 최악의 호르몬 조합입니다. 이런 상태는 체중을 증가시키고 노화를 앞당깁니다.

잠을 잘 자지 않으면 살을 빼기도 어렵다는데 사실인가요?

맞습니다. 깊은 잠을 충분히 자지 못하면 살을 빼기가 무척 어렵지요. 왜 그럴까요? 수면 부족은 몸속의 그렐린 ghrelin이라는 호르몬의 양을 증가시켜 공복을 느끼게 만듭니다. 그리고 잠을 적게 자면 포만감을 느끼게 하는 렙틴 leptin이라는 호르몬이 부족해집니다. 이중으로 타격을 입는 셈이지요.

늦게 귀가했는데 배가 많이 고프고, 빈 속으로는 잠이 안 올 것 같으면 어떻게 하죠?

견과 또는 씨앗류를 한 줌 집어먹거나 아보카도, 아마씨 크래커 같은 간식을 드세요. 저녁식사를 걸렀을 때도 밤에는 무조건 굶으라는 것이 아닙니다. 요점은 밤에 음식을 먹는 습관을 끊으려고 노력하라는 것입니다. 어떤 경우든

268

밤에 음식을 너무 많이 먹지는 마세요. 과식을 하면 오히려 잠이 잘 안 옵니다.

TV를 보는 동안 입이 심심한데 어떻게 하죠?

차를 한 잔 마시세요. 민트차, 캐모마일차 등 카페인과 자극제가 들어 있지 않은 차가 좋습니다. 늦은 밤에 간식을 먹지 않아도 밤잠을 잘 잔다는 것을 몸으로 느끼고 나면 야식을 포기하기가 덜 힘들어집니다. 시간이 흐르면 당신의 몸은 밤에 긴장을 풀기 위해 간식을 먹는 것이 아니라 차를 끓여 마시는 것을 간절히 기다릴지도 모릅니다.

함께 노력할 사람들을 찾아라

당신의 배우자가 함께 실천하지 않는데 당신이 습관을 교정하고 새로운 생활방식을 유지하기란 매우 어렵다. 누구를 탓하자는 것이 아니다. 당신의 삶은 당신이 책임져야 한다. 하지만 건강하게 나이 들기 위해 식단, 운동, 일상적인 행동을 바꾸려고 할 때 함께 노력하는 사람이 있으면 실천하기가 더 쉬워진다. 그 사람이 당신과 같이 사는 사람이면 더할 나위 없이 좋다. 같이 사는 사람이 함께 노력해주지 않으면 습관을 바꾸기가 어렵기 때문이다. 찬장에 정크푸드가 들어 있고, 잠자리에 들 시간에 TV가 환하게 켜져 있고, 온종일 문자 메시지가 날아오고, 배우자가 아침에 일찍 일어나 집 밖에 나가기를 싫어한다면 스트레스가 증가하고 관계에 긴장이 생길 수 있다.

배우자를 끌어들이는 방법 중 하나는 둘이서 비교적 쉽게 변화시킬 수 있는 작은 일을 하나만 실천해보는 것이다. 예를 들면 간헐적 단식을 제안하라. 간헐적 단식은 크게 어렵지 않으면서도(생활방식을 통째로 바꾸자고 하면 너무 어려워진다) 둘 사이에 공감대를 만들어준다. 우리는 부부가 함께 간헐적 단식을 하다가 금방 변화를 느끼고 감탄하는 모습을 많이 봤다. 몸이 가뿐해졌다는 주관적인 느낌만으로도 우리의 조언을 따르기로 마음먹는 사람이 많다. 아니면 배우자와 찬장이나 냉장고에서 딱 한 가지(예를 들면 설탕!)만 버리기로 합의해보라. 웰니스를 위해 아주 작지만 실행 가능한 일에 함께 도전하는 것은 아주 긍정적인 경험이다. 그런 경험을 해본 부부는 생활의 다른 부분들도 개선하기 위해 함께 노력하기 쉽다.

배우자와 함께 뭔가를 시도하지 못할 상황이라면 웰니스에 열광하는 친구를 찾아보라. 배우자가 함께하려고 하지 않는다는 것은 작은 일이 아니다. 그럴 때 당신은 외로움은 물론이고 괴로움과 불안을 느낄지도 모른다. 당신은 사랑하는 사람들을 염려하고 그들에게 가장 좋은 것을 해주고 싶어하는데 정작 당신의 배우자가 자신을 잘 돌보지 않는다면 계속 갈등이 생길 수 있다. 그러나 웰니스를 위한 노력 때문에 부부관계를 해치지는 말자. 당신 자신의 몸을 잘 보살펴라. 당신의 좋은 습관들 중 일부가 배우자에게 옮아갈지도 모른다. 건강하게 나이 들기는 한걸음에 되는 일이 아니다. 건강하게 나이 들기 위해서는 오랜 시간에 걸쳐 하나의 습관을 다른 습관으로 대체하면서 행동을 누적해가야 한다. 우선 당신부터 산소 마스크를 단단히 쓰고, 당신과 생각이 잘 통하는 친구를 반드시 사귀어라. 친구와 함께하면 새로운 습관을 유지하기도 쉬워진다.

간식에 관한 전략

당신이 완벽한 세계에 살고 있다면 당신의 손길이 닿는 곳에는 언제나 유기농 당근 스틱, 과카몰리, 생 견과가 준비되어 있을 것이다. 하지만 현실에서는 다른 시나리오에 대비해야 한다. 어떤 음식이 간식의 자격이 있는지 다시 생각해보자. 정기적으로 먹는 간식이 단백질 곡물바라면 곤란하다. 유명 브랜드 곡물바에는 대부분 설탕이 잔뜩 들어있다. 건강에 좋은 간식 아이디어를 몇 가지 제안한다.

- 사골국 또는 사골수프 한 컵
- 콜라겐과 캐슈밀크를 넣은 차(또는 커피)
- 초록 사과와 무가당 아몬드버터
- 아보카도 반 개에 올리브오일과 천일염
- 견과류 또는 씨앗류 한 줌
- 올리브 반 컵
- 유제품을 첨가하지 않은 페스토와 채소 또는 아마씨 크래커
- 풀을 먹여 키웠거나 유기농으로 사육한 소고기, 칠면

조고기, 연어육포

급할 때는 저탄수화물 식단을 지키기가 어려워지므로 최악의 상황에 처할 때의 원칙을 미리 세워놓아라. 늦게까지 일할 때, 공항에서 배가 고플 때, 자동차로 장거리를 이동할 때는 생 견과류를 기지고 다니면 좋나(예컨대 당 함량이 높은 바나나보다 견과류가 낫다). 그리고 견과는 어디서나 쉽게 구할 수 있는 음식이다. 로스팅한 견과류는 왜 안 되냐고? 일반적으로 로스팅 과정에 질 낮은 기름이 사용되기 때문이다(기름을 사용하지 않고 로스팅한 제품은 괜찮다). 하지만 습관적으로 곡물바를 먹지는 마라. 달콤한 음식이 먹고 싶을 때는 곡물바 대신 다크초콜릿 몇 조각을 먹어라. 다크초콜릿은 코코아 함량이 높고(80퍼센트 이상) 설탕은 거의 들어가지 않은(1회 제공량당 4그램 이하) 제품이어야 한다.

건강에 좋은 원예 활동

요즘 스코틀랜드에서는 의사들이 당뇨병, 스트레스, 심장질환 등을 앓는 환자들에게 혈압을 낮추고 불안을 달래기 위해 자연 속에서 시간을 보내라는 처방을 한다. 미국은 아직 스코틀랜드를 따라잡으려면 멀었지만, 미국의사협회AMA가 그것을 깨달을 때까지 기다릴 필요는 없다. 나무, 흙, 햇빛, 물, 이런 것들은 당신에게 무조건 좋다. 바닷가에 앉아 머리카락 사이로 바람을 느낄 때 기분이 얼마나 상쾌한지는 당신도 알 것이다. 숲속에서 부드럽고 풍성한 바닥을 디디며 걸을 때의 평온한 느낌도 알 것이다. 햇빛이 당신의 얼굴에 쏟아질 때 당신은 어떤 변화를 느낄 것이다. 우리는 태양에서 에너지를 얻는 존재다. 그리고 어떤 형태로든 자연은 우리를 치유하고 진정시키고 우리에게 에너지를 제공한다.

대부분의 사람들에게 자연과 함께 시간을 보내는 가장 쉬운 방법은 화분이나 텃밭을 가꾸는 것이다. 흙을 파헤치고, 햇빛을 받고, 신선한 공기를 들이마시고, 쪼그려앉은 채 팔을 뻗어 뭔가를 끌어당기고, 당신의 두 손과 몸통을

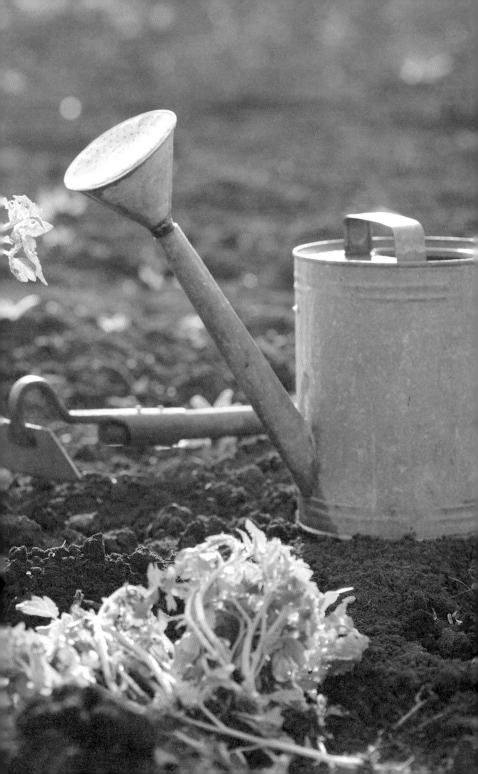

다양하게 움직이면서 야외에 머물러라. 이런 야외 활동은 신체적·정신적 웰니스로 구성된 완전한 단백질과도 같다. 기능적 움직임을 하면서 신선한 공기를 만나고, 흙속의 미생물을 만나고, 자연의 아름다움을 만날 수 있다. 원예는 이 책의 모든 조언을 합쳐놓은 활동이며 다양한 혜택을 한꺼번에 얻는 빠른 방법이다. 당신에게 정원이 없다면 공동 텃밭을 찾아보라. 정원을 가꿀 시간이 없거나 몸놀림이 자유롭지 못한 이웃에게 도움을 주겠다고 제안하라. 이처럼 가까운 곳에서 유쾌한 방법으로 당신의 두 손을 더럽힐 봉사의 기회를 찾아보라.

나의 웰니스 시간표 전략

건강하게 나이 들기 위해서는 완벽보다 일관성을 추구해야 한다. 좋은 습관들을 전체적인 그림 속에서 바라보자. 새로운 습관들을 하나로 통합하는 일이 얼마나 자연스러운지(그리고 쉬운지) 살펴보자.

아침

- 침대에서 기지개를 켠다.

- 가능하다면 일어나자마자 밖으로 나간다. 얼굴에 햇빛이 닿으면 당신의 생체 리듬이 제자리로 돌아오고 자연과 합일되어 밤에 잠이 잘 온다.

- 따뜻한 물로 샤워를 하다가 미지막 30초 동안 찬물로 헹군다.

- 가능하다면 집에서 또는 출근길에 명상을 하거나 의식적 호흡 훈련을 한다.

- 에너지를 끌어올리기 위해 커피나 차에 MCT오일을 넣어 마신다.

낮

- 업무시간에 최대한 많이 움직인다. 휴식시간을 이용해 오르막길을 산책하거나 언덕 또는 계단을 오른다.

- 집에서 영양제를 챙겨 먹지 못할 경우에 대비해 사무실이나 가방에 영양제를 준비해둔다.

- 오후에 에너지가 떨어질 것에 대비해 점심때 섬유소와 지방을 충분히 섭취한다. 예컨대 채소 샐러드 한 접시와

견과류 한 줌을 먹는다.

- 일하다가 휴식할 때마다 정수기에 거른 물을 한 잔 마신다.
- 잠시 시간을 내어 햇빛 아래서 동료와 산책한다.
- 잠깐 볼일을 보러 나갈 때는 걸어다니고, 되도록 더 멀고 언덕이 있는 길을 선택한다.

저녁

- 집에 오면 신발을 벗고 맨발로 생활한다.
- 퇴근 후에 다리를 벽에 기대놓고 긴장을 푼다.
- 밤 단식을 스트레스 없이 시작할 수 있도록 저녁을 일찍 먹는다(잠자리에 들기 3시간 전에 식사를 끝내는 것을 목표로 삼는다).
- 저녁식사가 끝나자마자 남은 음식을 치우고 설거지를 해버린다. 그래야 나중에 뒷정리를 하면서 간식의 유혹을 느끼지 않는다. (저녁식사 뒷정리를 하고 나서 방에 들어가 문을 닫는 것도 방법이다)
- 모든 화면을 끄고, 충전이 필요한 기기는 침실에 두지 않는다.

- 침실의 온도를 낮춘다.

밤

- 캐모마일차 또는 민트차 한 잔을 놓고 앉아서 하루의 식생활을 마무리하고 이완의 분위기를 만든다.
- 마그네슘 영양제를 먹는다.
- 목욕을 하거나 회복적 요가 자세로 긴장을 풀어준다.
- 잠을 충분히 자지 못했다면 평소보다 1시간 일찍 잠자리에 든다(그리고 아침 운동과 질 좋은 수면 중 하나를 선택해야 한다면 수면을 선택하라).
- 전자책이 아닌 종이책을 읽는다. 눈꺼풀이 아주 무거워질 때까지 기다렸다가 불을 끈다.

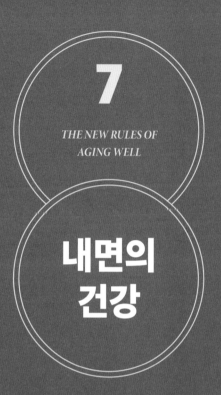

7

내면의
건강

최적의 마음에서
오는 것들

기쁨, 평온, 친밀감, 호기심을 키우고
소프트웨어의 중요한 측면을 지나치지 마라

좋은 것을 더 많이 받아들여라

식단이란 단순히 당신이 무엇을 먹느냐가 아니라 당신이 누구와 어울리는가, 어떤 음악을 듣는가, 어떤 글을 읽는가, 여가시간을 어디에서 보내는가, 어떤 콘텐츠를 시청하는가를 의미한다. 식단은 당신의 몸과 마음이 받아들이는 모든 것을 포괄하는 개념이다.

당신은 24시간 내내 쏟아지는 뉴스의 홍수에서 눈을 돌릴 수 있는가? 당신의 주변에는 항상 당신의 기분을 망치는 부정적인 사람들이 있는가? 소셜미디어가 저녁시간의 상당 부분을 잡아먹는가? 당신의 삶에서 뒷담화가 큰 비중을 차지하는가?

한발 물러나서 당신 자신을 객관적으로 점검하라. 당신이 가슴앓이를 하게 만드는 것들 중 한두 가지를 '구독 해제'하라. 뉴스 사이트, 사람들과의 만남, 각종 활동을 끊어보라. 당신에게 해로운 만남을 조심하라(가벼운 잡담일지라도). 불평불만이 많은 사람들을 멀리하라. 그들은 당신의 기운을 빼앗아간다. 당신을 자극하고 당신에게 영감을 주는 낙관적이고 긍정적인 사람들과 시간을 보내라. 부정적인 뉴스만 보기보다는 당신에게 지식을 제공하고 호기심을 자극하는 책과 글을 읽어서 균형을 맞춰라. 당신의 내면에 좋은 것을 많이 받아들여라. 그러면 중년 이후에도 당신 자신의 가장 좋은 부분을 계발하고 긍정적인 태도를 유지할 수 있다. 그리고 긍정적인 태도는 건강에도 지대한 영향을 끼친다.

좋은 것만 받아들이려고 노력하는 한편으로 적극적인 친절을 실천하라. 식당 종업원에게 팁을 주고, 쇼핑카트를 제자리에 가져다놓고, 고속도로에서 차선을 양보하고, 뒷사람을 위해 문을 잡아주어라. 남을 도울 기회를 찾아보라. 긍정적으로 삶을 살아라. 그러면 삶에 대해서나 삶 속의 모든 불완전한 것들에 대해 가볍게 생각할 수 있다. 인내심을 길러보라. 친구가 약속에 늦는다면 잠시 나무를 바라보며 즐길 수 있겠는가? 앞차의 운전자가 신호등이 초록으로 바뀌는 순간 앞으로 쌩 나아가지 않더라도 그 사람을 이해해줄 수 있겠는가? 자주 인용되는 이언 매클래런Ian Maclaren의 유명한 말을 기억하라. "친절을 베푸세요. 당신이 만나는 모든 사람은 당신이 알지 못하는 전투를 치르고 있습니다."

당신은 어떤 상황에서나 공감을 선택할 수 있다. 공감은 훌륭하게 나이 드는 방법이기도 하다. 공감을 습관화하면 당신은 행복해질 것이고, 늘 행복할 것이고, 사람들을 끌어당길 것이다.

사람에게는 사람이 필요하다

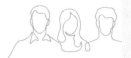

61세 환자 로즈마리는 요즘 시야가 흐려졌다고 토로했다. 집중이 되지 않아 어떤 일을 끝까지 해내기가 어렵다고 했다. 로즈마리는 체중이 늘었고, 심하게 피곤하고, 잠을 푹 자지 못했다. 최근에 남편과 사별했고, 자녀들은 멀리 떨어진 곳에 산다.

로즈마리는 텃밭 가꾸기를 좋아했지만 너무 피곤해서 그것도 못하고 있었다. 혈액검사를 해보니 약한 갑상선 기능 저하증이 있었고 프레그네놀론 수치가 매우 낮았다. 프레그네놀론은 부신에서 저절로 분비되는 호르몬이다. 또 프레그네놀론은 체내의 코르티솔, 프로게스테론, 에스트로겐, 테스토스테론 같은 다른 호르몬들을 생산하기 위한 기본 재료다.

로즈마리는 고립된 생활을 하고 있었다. 항상 함께 지내던 남편이 없으니 거의 집에 혼자 있었다. 처음에는 친구들이 자주 들렀고 지금도 가끔 그녀를 초대하지만, 기력이 없어 밖에 나갈 엄두가 나지 않아 초대를 거절하곤 했다. 그녀는 운동을 좋아했지만 요즘은 자전거를 타거나 헬스클럽에 갈 의욕을 잃었다.

나는 로즈마리에게 회복적 요가 강좌를 신청하라고 권했다. 회복적 요가는 몸에 스트레스를 주지 않으면서 몸을 움직이고 더 많은 사람과 함께할 수 있는 수단이었다. 고독감은 만성 질병만큼이나 건강에 나쁘다. 나는 그녀에게 부신과 갑상선 기능 향상을 위한 강장제와 영양제를 처방했다. 우리는 목표치를 낮게 유지했다. 내가 그녀에게 꼭 지키라고 당부한 사항은 요가를 시작하라는 것과 매일 밤 숙면을 위해 작은 노력을 기울이라는 것이었다.

우리는 2주 후에 다시 만났다. 로즈마리는 잠을 더 잘 잔다고 했다. 기운이 조금 더 솟고 머리가 맑아졌다. 체중도 조금 줄었다. 그녀의 건강이 조금 나아졌으므로 나는 그녀에게 사람들을 만나보면서 소속되면 좋을 것 같은 집단을 찾아보라고 조언했다. 힘이 되는 인간관계는 누구에게나 반드시 필요하다.

새로운 집단을 찾는 일에는 시간이 필요했다. 6개월 뒤에 우리가 다시 만났을 때 그녀는 채소를 직접 재배해서 먹는 생태주의자들의 모임에 가입했다고 말했다. 그들은 2주에 한 번꼴로 만나서 텃밭 농사를 서로 돕는다. 로즈마리는 이제 에너지를 되찾아서 오랜 친구와 함께 미국 남서부 자전거 여행을 예약해놓았다. 날마다 자전거 연습을 하면서 여행 날짜를 기다리고 있다고 했다. 그녀가 하는 말에는 '우리'라는 단어가 많이 등장했다. 그것은 긍정적인 신호였다. 로즈마리는 자신의 사람들을 찾아나가고 있었다. 건강해진 몸이 그 증거였다.

생각해 볼 것들

- 당신의 인간관계는 얼마나 넓은가? 인간관계를 더 넓히고 싶은가?

- 친구들을 만날 때 어떤 방법을 선호하는가? 일대일 만남? 여럿이 함께하는 모임?
  적극적인 활동을 하는 것이 좋은가, 그냥 앉아서 이야기 나누는 것이 좋은가?

- 매주 할 수 있는 재미있는 사교활동으로는 어떤 것이 있을까?

- 당신은 단기적 또는 장기적으로 무엇을 기대하고 있는가?

- 무엇이 당신을 집 밖으로 뛰쳐나오게 하는가?
  무엇이 당신을 집 밖에 계속 머무르게 하는가?

- 당신이 의지하는 사람들은 누구인가?

- 호르몬 수치 검사를 해본 적이 있는가?

- 당신이 더 활동적으로, 더 즐겁게 생활하기 위해 오늘 당장 변화시킬 수 있는 작은 것은 무엇인가?

고양이처럼 쉬고 개처럼 놀아라

반려동물을 사랑하고 돌봐주는 일이 건강에 좋다는 것은 굳이 책에서 읽지 않아도 다들 알 것이다. 연구 결과에 따르면 반려동물을 키우는 사람들이 더 건강하고 행복한 삶을 살고 더 오래 산다. 반려동물을 키우는 사람이라면 누구나 개와 고양이가 삶을 풍요롭게 하는 이유를 줄줄이 늘어놓을 것이다. 동물보호소에 가보면 보금자리가 필요한 예쁜 고양이와 개가 많다. 대부분 나이가 들었고, 훈련도 되어 있고, 온순한 동물들이다. 당신에게 반려동물이 없다면 지금 입양을 고려해보라.

고양이와 개들은 건강하게 나이 드는 법에 관한 교훈을 주기도 한다. 고양이와 개들은 하루하루 단순하게 잘 사는 법을 보여준다. 그들은 햇볕 아래 몸을 쭉 뻗고, 피곤할 때는 쉬고, 사랑하는 사람과 함께 침대에 포근하게 누워 지낸다. 오감을 활용해 주변의 세상을 흡입하고 즐긴다. 파도 속에서 장난을 치고, 공놀이를 하고, 막 달리다가 아무런 이유 없이 뒤돌아 달린다. 호기심이 많고, 현재에 몰입하고, 식사와 산책과 친구를 좋아한다. 당신이 개를 좋아하든 고양이를 좋아하든 간에 돌봐줄 대상이 있다는 것은 당신에게 큰 선물이며 활력을 유지하는 비결이다.

특히 개들은 아침마다 데리고 나가줘야 하므로 당신이 젊음을 유지하는 데도 도움이 된다. 개를 산책시키다 보면 다른 사람들과 우연한 만남의 기회를 얻기도 한다. 공원에서 다른 개 주인과 수다를 떨 수도 있고, 당신의 반려동물에게 관심을 가지는 사람들을 위해 길에 잠깐 멈춰 설 수도 있다. 이러한 작은 상호작용들은 감정의 비타민이다. 나이가 들수록 감정의 비타민은 점점 중요해진다. 혹시 당신이 반려동물 입양을 망설이고 있다면 적극 권하고 싶다.

원한? 이제 놓아버려라

넬슨 만델라Nelson Mandela는 이렇게 말했다. "증오는 스스로 독약을 마시고 적이 죽기를 바라는 것과 같다."

당신이 무겁게 지고 다니는 감정 중에 털어버릴 수 있는 것이 있는가? 때로는 증오에 사로잡히는 것이 사람의 본성이다. 그러나 만약 당신이 원한을 털어버리고, 당신을 분

노하게 만든 사람을 용서하고, 원망에서 벗어나 앞으로 나아갈 수 있다면 육체의 건강에도 도움이 된다.

대화로 풀어야 할 것이 있다면 대화를 하라. 당신이 혼자 해결해야 하는 문제가 있다면 심리치료를 받으러 가거나 다른 방법으로 문제와 정면으로 맞서라. 명상, 철학, 신체심리치료somatic healing, 종교, 최면술 치료, 호흡운동 등 무엇이든 당신에게 효과적인 방법을 사용하면 된다. 행동하라. 움직여라. 끝까지 포기하지 마라.

당신에게는 정의를 실현하고, 사과를 받아내고, 진실을 밝혀낼 힘은 없을지 모르지만 집착을 끊어낼 힘은 있다. 설령 당신이 전적으로 옳다 할지라도, 당신이 간절히 원하는 해결책에 도달하지 못할지라도, 원한을 품고 있으면 다른 누구도 아닌 당신 자신이 가장 힘들다. 원한은 몇 달, 몇 년, 때로는 몇십 년 동안 당신의 건강에 부정적으로 작용할 수 있다. 잠시 가만히 앉아서 분노의 감정을 느껴보라. 일의 자초지종은 잠시 잊고 그냥 당신의 몸 안에서 무엇이 느껴지는지에 집중하라. 몸의 특정 부위가 경직될 수도 있고, 숨을 참게 될 수도 있고, 몸 전체가 뻣뻣해질 수도 있다. 바로 이것이 우리가 당신에게서 덜어주고 싶은 짐이다. 당신의 건강을 먼저 생각하고 분노를 놓아버려라.

안 하던 일도 얼마든 해볼 시간

삶에는 이런저런 변화가 있다. 시간적 여유가 생길 때 당신이 정말 좋아하는 활동으로 그 여유를 채우면 활력을 유지하는 데 큰 도움이 된다. 늦어버릴 때까지 기다리지 말고 당장 새로운 일에 뛰어들어라. 땅에 씨앗을 뿌려라. 수업을 듣거나 옛 취미를 되살리거나 당신에게 활기를 불어넣는 일을 찾아보라.

어학 학습용 앱을 깔아라. 기타에 내려앉은 먼지를 털어내라. 코딩을 배우거나 탱고를 배우거나 숲속에서 약초를 찾아보라. 개인적인 일이면서 당신이 진심으로 원하는 일, 한결같은 기쁨을 주는 일을 찾아내라.

어쩌면 당신은 남을 돕는 일에 마음이 움직이는 사람일지도 모른다. 그 일을 먼 미래로 미루지 말고 당장 자원봉사를 신청하라. 당신이 남에게 어떤 선물을 줄 수 있는지(요리, 책 읽어주기, 수업, 운전 등)와 누구를 돕고 싶은지

(동물, 아동, 노인 등)를 생각해보라. 적절한 대상을 골라 작은 일부터 시작한다면 자원봉사는 의무가 아니라 선물처럼 느껴질 것이다. 동물보호소에 연락해 자원봉사가 가능한 날짜를 알아보고, 인근 공원에서 쓰레기 줍기 봉사활동이 가능한지 알아보고, 거동이 자유롭지 못한 노인들을 위한 요리 봉사 모임을 알아보라. 봉사를 하고 당신이 돌려받는 것의 가치는 숫자로 환산이 불가능하다. 비슷한 생각을 가진 사람들과 함께하면서 당신의 인맥이 넓어지기도 한다.

'안 될 게 뭐야?'라는 긍정적인 태도로 도전하라. 당신의 세계에 행동과 성장의 정신을 불어넣어라. 당신이 '언젠가' 하겠다고 쌓아놓은 일이 있다면 최대한 빨리 그 일에 뛰어들어라. 여행, 모험, 창의적인 활동, 봉사는 넓은 세상을 바라보고 높은 이상을 추구하는 일이다. 그리고 이런 것들은 삶의 다음 단계를 미리 준비하는 동시에 현재의 단계를 풍요롭게 만드는 좋은 방법이다.

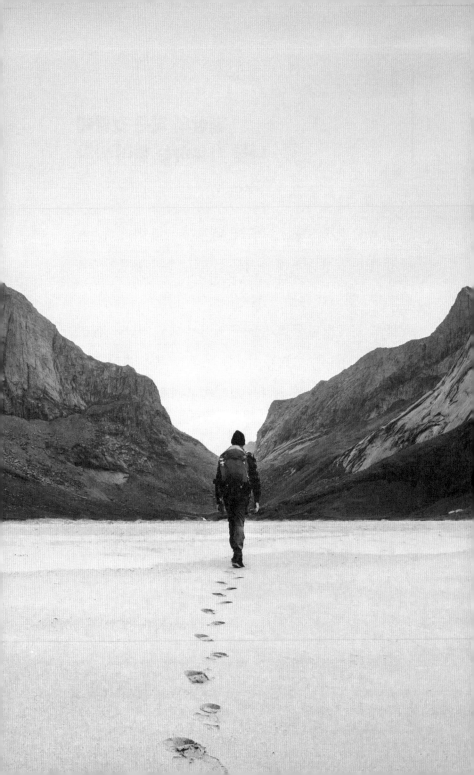

일상의 작은 것들에
나를 치유하는 힘이 있다

이 책에 소개한 행동수칙들은 대부분 세계 여러 나라에서 수백 년 동안 전해져 내려온 것이다. 우리가 새로 만들어냈거나 발견한 것은 하나도 없다. 하지만 우리는 독자들에게 그 원칙을 다시 소개할 수 있어서 매우 기쁘다. 자연 속에서 산책하고, 고요한 시간을 보내고, 몸을 많이 움직이고, 가까운 곳에서 재배한 작물로 음식을 만들고, 공동체에 적극적으로 참가하라. 이것은 시대를 초월하는 지혜다. 우리는 고대의학에 이처럼 상식적인 지혜가 있었다는 것을 인정하고 고마워해야 한다. 그리고 현대과학에도 건강하게 나이듦을 위한 단순하고 직관적인 행동에 대한 존중을 다시 일깨우는 신호를 보낼 수 있기를 바란다.

옮긴이 | 안진이

대학원에서 미술 이론을 전공했고, 현재 전문 번역가로 활동하고 있다. 《지혜롭게 나이 든다는 것》《프렌즈》《컬러의 힘》《이기적 감정》《하버드 철학자들의 인생수업》《타임 푸어》《마음가면》《영혼의 순례자 반 고흐》 등 다양한 분야의 책을 우리말로 옮겼다.

50 이후, 건강을 결정하는 7가지 습관

초판 발행 · 2022년 5월 20일
초판 5쇄 발행 · 2022년 10월 25일

지은이 · 프랭크 리프먼, 대니엘 클라로
옮긴이 · 안진이
발행인 · 이종원
발행처 · (주)도서출판 길벗
브랜드 · 더퀘스트
출판사 등록일 · 1990년 12월 24일
주소 · 서울시 마포구 월드컵로 10길 56(서교동)
대표전화 · 02)332-0931 | **팩스** · 02)323-0586
홈페이지 · www.gilbut.co.kr | **이메일** · gilbut@gilbut.co.kr
대량구매 및 납품 문의 · 02) 330-9708

기획 및 책임편집 · 박윤조(joecool@gilbut.co.kr) | **디자인** · 박상희 | **제작** · 이준호, 손일순, 이진혁
마케팅 · 한준희, 김선영, 이지현 | **영업관리** · 김명자, 심선숙 | **독자지원** · 윤정아, 최희창

교정교열 및 전산편집 · 이은경 | **CTP 출력 및 인쇄, 제본** · 북솔루션

ISBN 979-11-6521-960-4 13510
(길벗 도서번호 040183)

값 17,000원

독자의 1초까지 아껴주는 정성 길벗출판사

(주)도서출판 길벗 | IT실용, IT/일반 수험서, 경제경영, 인문교양 · 비즈니스(더퀘스트), 취미실용, 자녀교육 **www.gilbut.co.kr**
길벗이지톡 | 어학단행본, 어학수험서 **www.gilbut.co.kr**
길벗스쿨 | 국어학습, 수학학습, 어린이교양, 주니어 어학학습, 교과서 **www.gilbutschool.co.kr**

페이스북 **www.facebook.com/thequestzigy**
네이버 포스트 **post.naver.com/thequestbook**